患者と治療者の間《はざま》で

“意味のある作業”の喪失を体験して

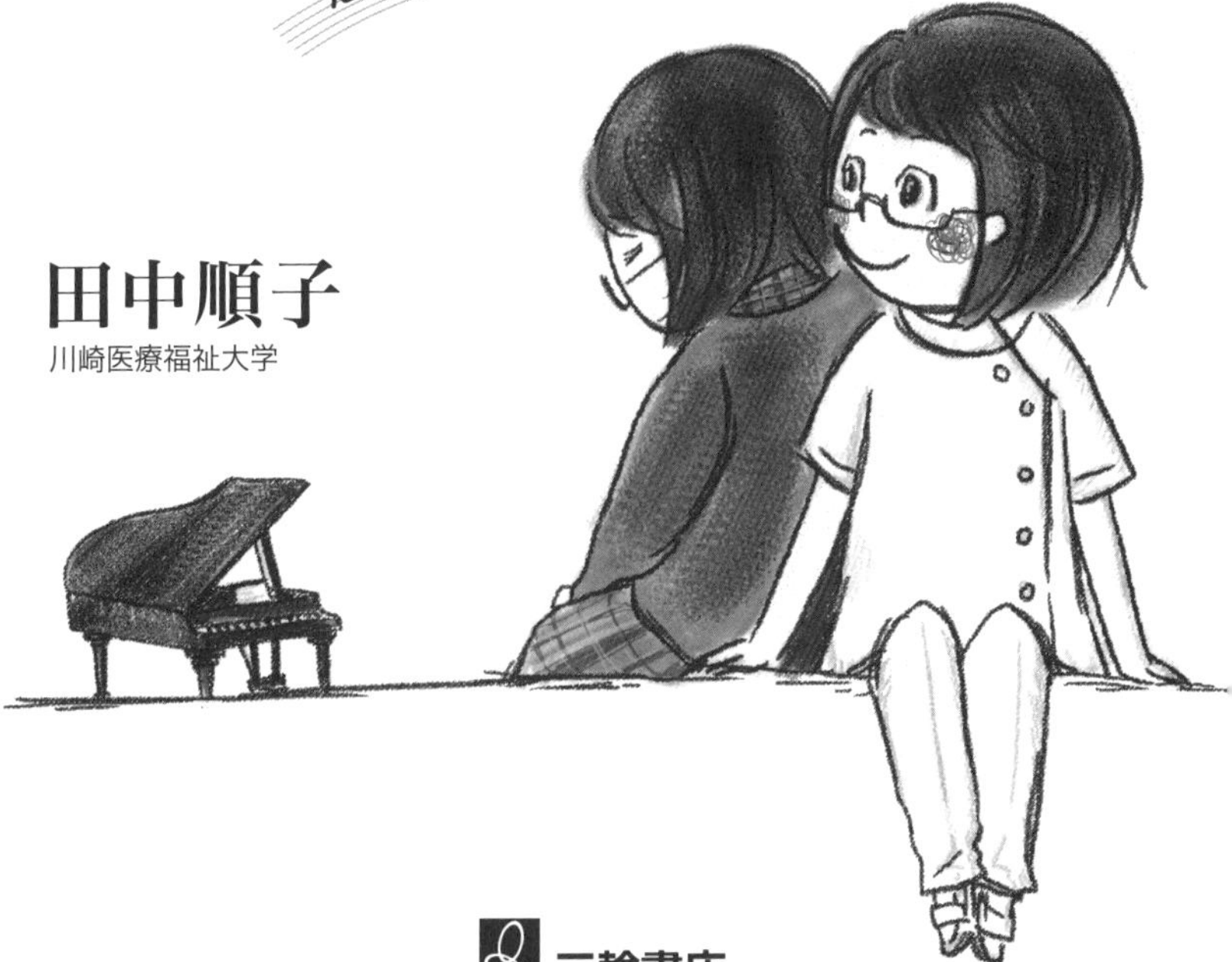

田中順子
川崎医療福祉大学

三輪書店

目次

医者は手術を勧めたが、でもぼくは興味がなかった。それよりこの手で奏でられる音楽を試したかったんだ。

デレク・ベイリー（CD“Carpal Tunnel”より）

まえがき

あるとき、作業療法士である「私」は患者になります。突然人生に降りかかってきた病。それに伴う障害。この本は、発病から一〇余年を経て、やっと語ることができるようになった「私」の病の体験を、自己物語という形式で綴ったものです。

私は幼いころからピアノを習い、音楽講師として働き、趣味活動も音楽という、音楽一色の生活をしていました。その後、音楽療法に興味をもったことから学校に入り直し、約一五年前にリハビリテーション（以下、リハ）の一職種である作業療法士に転身したのです。

就職先の精神科病院では念願だった音楽療法を実践し、その後、大学教員になってからも附属病院の臨床で音楽活動を導入し、大学では音楽療法の講義にも携わってきました。

私にとって音楽活動は生きている証そのものでした。

ところが、一〇余年前に転機となる出来事が起こります。自己免疫疾患である膠原病を発病してしまったのです。当初はシェーグレン症候群の腺外症状として多発関節炎が出現し、数年後には関節リウマチ（以下、リウマチ）を併発しました。日常生活に支障をきたすほどの激しい疼痛を伴う炎症期を何年にもわたって繰り返した後、現在は仕事には支障がない程度に病状は落ち着いています。しかし非可逆性の関節変化と疼痛の残存から、ピアノ演奏をあきらめざるを得なくなってしまいました。

こうして、私は障害を抱える治療者となったのです。

「患者の私」は、発病から一〇年以上が経過してもなおその喪失感を埋めることができず、体の痛みとともに心の痛みとも闘っていました。それはこれまで歩いてきた砂浜の上の自分の足跡が、途中から突然消えたような感覚でした。過去から未来へ何の疑いもなくつながっていると信じていた道を途中で見失った感じでもありました。

演奏行為の喪失は、そのまま自己の存在価値の喪失に直結しました。同時に、病との付き合い方がわからず、二次的な苦悩をも経験することとなります。それは病の苦しみに上乗せするかたちで私を追い込みます。しかし、障害をもった芸術家について調べたり、博士論文の一部に組み込むために自分の病について語る機会を得たりしているうちに、私と音楽と病との関係に、おぼろげながら光のようなものを感じることができるようになりました。はじめ、その光はまだ遠く向こうのほうに薄明かりとして差し込んでいるだけでしたが、そちらのほうに歩みを進めれば見失った足跡を見つけられそうな気がしました。

一方、「作業療法士の私」は、やるせなさや怒りや焦りに揺れ動く「患者の私」と関わりながら、どうすればその喪失感を埋めることができるだろうか、何か救う手立てはないのだろうかと考えるようになります。患者が見失った道を共に探し、足跡の絶たれた砂浜に再び足跡をよみがえらせ、患者の存在価値を再構築していくにはどうすればいいのであろうかと。その方法論を模索したり障害受容について考えたりするうちに、現在の医療界や社会に潜んでいるさまざまな事象に疑問を抱くようになります。

患者でありながら治療者でもあるという二重の相反する立場を同時にもつ「私」は、両者の間《はざま》を行きつ戻りつしながら、障害、医療、社会、そして自分自身を見つめていきます。こうしてできあがったのが、「患者」を縦糸に「治療者」を横糸にして私の個人的体験を織り込んだ「私の病の物語」です。

できあがった織物は、高級な着物になる美しい絹織物とは違って、手に取ると手触りはごわごわし、ところどころに糸のほつれや不揃いがあり、よく見たら染みまで付いている、決して上質とはいえない代物でした。しかし、私はこの織物がいとおしい。ほおずりしたくなるほどいとおしいのです。なぜなら一点物のこの織物は、リウマチの手で、時に涙しながら、何年もかけて織り上げたものだからです。

自らの経験を自らの言葉で語る自己物語の意義について、日本におけるナラティヴ研究の第一人者の一人である野口裕二[1]は、「私らしさ」を構成する最も重要な要素になるといっています。これは、発病の当初は病の自分をにわかには受け入れることができず、自分の身の上に起こったことでありながら病と自分を同一化することができませんが、語ることで、病もひっくるめて「私」だという認識に変化していくことではないかと思います。

医療社会学者のアーサー・フランク[2]は、自らのがんの闘病体験から、「喪失を人と共有すること、これこそが病とともに生きる最も賢い方法である」述べています。語ることと語りを聴く人がいることの重要性について強調し、語りによって身体-自己の再生（remaking）が始まるといいます。さらに、語り手の苦しみの経験を証言へと転じさせることで、語り手が他者の癒し手になり得るとも述べています。

ロバート・アトキンソン[3]は語りの意義について、「人生に意味を与え、意味づけを必要とする過去の出来事を癒し、自己を受け入れるもっとも重要な方法である」といい、医療人類学者のバイロン・グッド[4]は、ストーリーの本質的な意義について、苦悩する人自身が過去の経験を意味あるものとして利用することができるための最も重要な手段であると述べます。

これらのことから、自らの口で病について語ることは、病の苦悩を自分で抱え込んでいる状態から解放し、「病をもつ自分」という新しい自己を再生していく原動力になり得るということがいえるでしょう。また、個人的な病の体験を他者へ伝達することは、同様に悩む人たちにとっての貴重な資料となり、他者の再生に寄与できるところにも意義を見いだすことができます。さらに、医療者や家族等、語り手を取り巻く人たちにとっては、その人の病の経験を理解し共有することができる唯一の手段となり得ます。

しかもそれだけにとどまらず、病や病の語りには、予期しないもの、非日常的なもの、苦境、神秘的なものとの関係で、現実《リアリティ》を形成し直す潜在的可能性があるとグッド[5]は強調しているのです。よく、「過去と他人は変えられない。(しかし、未来と自分は変えられる)」等といいますが、過去さえも塗り替えるという離れ業をやってのけるのが「語り」だとすれば、これほど意義のある作業はないかもしれません。

本書での言葉の用い方については次の通りです。

本書はあくまで私という個人の主観で書いた病の自己物語ですので、「私」という一人称を用いて文章を書き進めています。

「語り」を表す言葉について、ナラティヴ・アプローチにおけるナラティヴ概念とは、「語り」と「物語」[6]、あるいは「語るという行為」と「物語の内容」[7]という二つの意味を含有しています。本書では、前後の文脈から「語り」、「ナラティヴ」、「物語」等が混在していますが、同じ意味合いとして用いています。

医療の対象者については、クライエント、当事者、障害者、病者等、いろいろな呼称がありますが、前後の文脈で使い分けているのみで厳密な区別はしていません。「障害」と「病」についても同様です。また、「病気」は生物学的疾患として表現する場合に使用されることが多いのに対して、「病」は主観的個人的意味合いをもつといわれていることから、本書では「病」を使用しています。

なお、最後になりましたが、匿名性の保障のために人名はすべて仮名とし、内容も一部修正したものであることを申し添えておきます。

第一部

病の自己物語

※第一章

生きがいの喪失

発病から一〇年。やっと私の病の物語を書けるようになりました。いざ書きはじめてみると、ため込んでいた思いがほとばしるように湧いてきました。しばらくそれに耳を傾けていただきたいと思います。

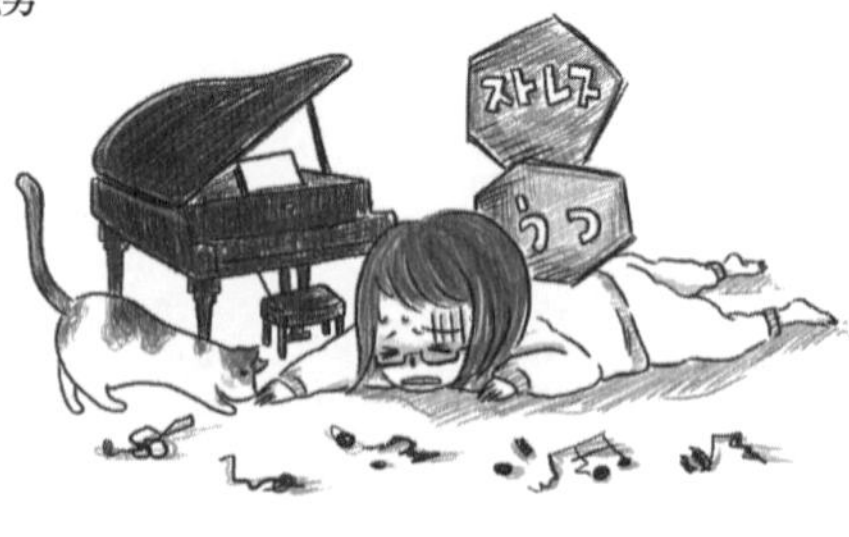

幼児期〜音楽三昧期

●私の音楽歴

私は現在、大学で作業療法を教えるかたわら、隣接する附属病院で作業療法士として臨床を行っていますが、その前は一〇年以上にわたって学校や自宅で音楽を教えていました。私の病を語るうえで、子どものころからずっと共に歩んできた音楽は、切っても切り離せないくらい重要な役回りですので、まずは私の音楽歴から語りはじめようと思います。

歌うことがとにかく好きな子どもでした。物心ついたころから即興でメロディをつくっては、いつも何か口ずさんでいました。幼稚園に行きはじめるとピアノを習っている子がいて、親にせがんでやっと五歳から町の教会の牧師夫人に習いはじめました。一九六〇年代のあのころは、ピアノは贅沢品で最初はオルガンしか買ってもらえませんでした。小学校の三年生になってついにあの黒光りのするピアノを買ってもらえたときは、もううれしくてうれしくて。それ以来、ピアノは私の宝物になりました。

私の通っていた小学校には県のコンクールで毎回入賞するような合唱団がありました。小学四年生から入団が許されるそのメンバーは、ちょっとした花形的存在でした。当時はウィーン少年合唱団や木の十字架少年合唱団等が来日していて、全国的にちょっとした合唱ブームだったのです。私も四年生になると待ちかねていたように入団したものです。その後、合唱歴は二〇代の終わりまで二〇年近く続きました。

中学でも県で一位二位を争う合唱部に所属し、このころから本格的に音楽に目覚めていき、将来の進路を音楽に定めました。高校に入ると声楽の個人レッスンにも通いはじめました。大学受験ではピアノ科か声楽科でかなり迷ったのですが、結局声楽を学ぶ道を選びました。

大学では声楽を学ぶかたわら、音楽科のオーケストラに所属してヴァイオリンを弾いていました。また、全国合唱コンクールで優勝をしたこともある名門の合唱団にも入って、厳しい練習から音楽づくりのセンスを学んでいきました。

大学卒業後は、昼間は高等学校で音楽の非常勤講師をし、夕方からは自宅で声楽やピアノを教え、夜と土日は複数の合唱団と聖歌隊、室内楽団の練習と指導で埋まっていたという、まさに音楽一色の生活を送っていたのです。また、声楽とピアノは大学卒業後も先生に師事し続け、毎年ステージに立っていました。このような生活が、三三歳でリハの専門学校に入学するまで続いていたのです。

ということで、私にとって生きることはすなわち音楽することだったといっても過言ではありませんでした。

作業療法学生期〜発病

●作業療法士を目指す！

そんな私がひょんなことから、音楽界から医療界へと人生の方向転換をすることとなります。もちろん、その背景には明確な理由がありました。そのころ、ただ音楽を教える、ということに物足りなさを感じはじめていた私は、世の中に少しずつ認知されるようになっていた音楽療法というものに関心をもつようになったからです。

一〇代から心理学や精神医学に興味のあった私は、当初、心を病んでいる人へ音楽療法を実施したくて音楽療法士になることを決意しました。しかし、一九八〇年代の日本には音楽療法士の養成校は存在しませんでした。音楽療法を本格的に修めようと考えると、米国や英国等の音楽療法先進国に留学するしか道がなかった時代だったのです。諸般の事情から留学することは無理でしたので、音楽療法の研究会や学会に入会し、そこで情報収集に努めたり講習会に参加したり、文献を読みあさったりしました。精神科病院に飛び込みで頼み込んで音楽療法もどきのボランティアをさせてもらったりもし、音楽講師を続けながら独学で音楽療法を学んでいました。

その後、音楽療法への熱意がさらに高まったため、学校での音楽講師を辞め、別の精神科病院の院長に頼み込んで、常勤の音楽療法士として働きはじめたのです。しかし、就職はしたものの国家資格のない音楽療法士という立場はかなり惨めなものでした。就職に音楽歴はまったく考慮されず、収入は半減し、当然ですが時間は拘束され、ピアノと声楽のレッスンを受けに行くこともままならなくなりました。

病院での私の立場は看護補助員と同じでした。何年働き続けても、昇進の機会もなければ上に対する発言権もありません。音楽療法を一生の仕事とし、対等に医師や看護師と渡り合うには、国家資格と医学的専門知識がどうしても必要であると痛感しました。そこで、就職三年目にして音楽療法士に最も近い職種であった国家資格のある作業療法士になる決心をしたのでした。

当時その地域に唯一あった三年制の作業療法士養成校（以下、学院）に問い合わせたところ、まだその年の出願期間に間に合うことがわかりました。すでに三〇歳も超えていたので一年のロスももったいなく、受験まで一カ月しかありませんでしたが、だめもとで受験することにしました。実は、作業療法士のことやその学院の勉学の厳しさ等、ろくに前情報をもたないまま、通学圏内で学費が安いという理由だけで、その学院を受験することを決めてしまいました。結果は奇跡の合格……。

ところが入学後まもなく、とんでもないところに入ってしまったことが発覚します。そこは歴史と伝統ある学校で、理学療法士・作業療法士国家試験合格率一〇〇％を売りにしていました。そこでの勉学は、併設する医大から教えにきてくれる医師たちから「殺人的」（！）といわしめるほど厳しいものだったのです。

案の定、音楽に費やす時間はまったく取れなくなってしまいました。勉強が忙しすぎるため通学をあきらめて、学院の近くにアパートを借りることにしました。当然、壁の薄い学生アパートにピアノを持ち込むこともできず、休暇になるとグランドピアノが設置してあった医大の講堂に忍び込んで、今までの分を取り戻すかのように集中練習しては、なんとか技術を維持しようとしたのです。学院での三年間は語り尽くせないほど大変でしたが、明確な目標があってのそれは、勉学、友人関係、師弟関係から生活全般に至るまで、それまでの人生で最も充実した輝いた日々でもありました。

三年後、晴れて国家試験に合格して作業療法士になった私は、就職先の精神科病院で念願だった患者との音楽活動を実践する日々を開始しました。また患者の音楽クラブも担当し、定期的に院内コンサートを開催してはピアノの小品を演奏したり歌曲を歌ったりと、積極的に音楽活動を展開していきました。また、この間に大学の通信課程に編入し、教育学の心理学コースであらためて勉強をしなおしました。そして大学を卒業と同時に職場を現在の大学に移し、今に至っています。

今振り返ってみると、これまでの職歴の中で、この精神科病院勤務の三年間が最も健康で生き生きとしていた時期でした。

●発病！

それは大学勤務の一年目があと少しで終わろうとしていた年の二月のことでした。ちょっとした意見の食い違いから職場で対人関係のもつれが生じたのです。一度絡んだ糸はなかなかほぐれず、もともと気の弱い私のことですから、職場は針のむしろと化し、すっかり憔悴しきってしまいました。

病の最初の徴候が出現したのは、対人ストレスが始まった数カ月後の六月のことでした。そのころの私は、相手からの言葉を素直にも真に受けてしまい、自己否定と自己嫌悪から毎日のように泣いて過ごしていました。虚脱感と無気力に襲われ、一日中起き上がれない日もありました。つまり、立派なうつになっていたのです。

そんなある日、突然両足のアキレス腱に痛みが出現しました。今まで経験したことのない種類の痛みで、起床時が最も痛く、午後まで続きました。ひどいときは全身倦怠感にまで発展しました。後で思えば、これが私を襲った病の初期症状であったようです。しかし、約一カ月で疼痛は自然治癒したため、その後痛みのことはすっかり忘れて過ごしていました。

二度目の痛みが襲ったのは、同年の晩秋でした。そのころは対人ストレスに加えて家族が病に倒れたこともあって、私のストレスは最高潮に達していました。そんな矢先、今度は右肩関節に強い痛みが出現したのです。このときは、同僚の理学療法士のいう通り、ちょっと若いけど肩関節周囲炎、いわゆる五十肩が発症したのだろうくらいに軽く考えていました。

ところが、翌年初頭に受けた職員健診で白血球が異常に低値であることが判明し、受診の結果、自己免疫疾患である膠原病が疑われました。そのころには、関節の疼痛箇所は、両肩関節と両足関節および右手の指関節等、八カ所にも及んでいました。ただならぬことが自分の身に起きているとはじめて認識したのがこのときです。三月に膠原病の専門医を受診した結果、症状の多発関節炎は膠原病の一種であるシェーグレン症候群の腺外症状であることが疑われ、さらに精査をすることになりました。シェーグレン症候群は、外分泌腺の炎症により涙液、唾液、胃液等、あらゆる外分泌腺液の減少を伴う疾患です。腺外症状とは外分泌腺以外に現れた症状ということになります。

私の場合は唾液腺の異常はなかったのですが、涙の量が極端に減少していることが判明しました。医師の説明によると、腺外症状には主に間質性肺炎と関節炎があるそうで、私の場合は後者が現れたものであるとのことでした。その言い方からは、診断はほぼ確定されているかのように感じました。

「やっぱり膠原病だったかあ……」

やっかいな病を背負い込んだなというのが正直な気持ちでした。一生付き合っていかないといけない病です。このとき医師から、「関節リウマチとは違って関節の変形はないでしょう」といわれたのがせめてもの救いでした。その言葉にすがるように、

「たいしたことではない、たいしたことではない」

と言い聞かせては自分を励ましたのを、つい昨日のことのように覚えています。

さて、検査と並行して疼痛に対しては鎮痛剤と眠剤が処方され、一時は痛みが消失していたのですが、すぐにいっそう強い痛みに襲われることとなりました。そのときは、多発性の関節痛に加えて全身倦怠感と上肢の筋肉痛まで出現し、さらに睡眠中と起床時は痛みのために寝返りも起き上がりもできなくなり、午前中は出勤できない日もありました。そ

して、四月には、抗原抗体検査の結果、ついにシェーグレン症候群の診断が確定されたのです。リウマチを最も恐れていた私にとって、それが否定されたことは不幸中の幸いで、膠原病を告知されたにも関わらず、少しだけ安堵した記憶があります。

ところで、このときの医師、加藤先生はその後長い間主治医として私を支えてくれることになります。加藤先生の第一印象は真面目で熱心で、患者のことを本気で心配してくれているのが会話の端々から伝わってくるような先生でした。はじめて会ったときからその態度に好感をもちました。これって患者-治療者関係では大事なことですよね。

発病一年目

●検査は怖い！

検査の過程では思いもよらない体験もしました。加藤先生の紹介で唾液腺の生検をすることになったときのことです。医師は何の説明もなく、いきなり麻酔をかけると、ちゅうちょなく下唇の内側を大きく切開したように感じました。後でみると切開部分を四針も縫合してありました。そのとき小さな神経が傷ついたか切断されたのでしょう、引きつれと感覚鈍麻・感覚異常が生じてしまったのです（その症状は、その後、何年間も持続しました)。一般の人からみればこの程度の症状は何の生活上の支障もないことでしょうが、声楽をする私にとって、発音に重要な役目を果たす唇の自由な動きが制限され、異常感覚が常時あることはとても苦痛でショックなことでした。それは怒りと気落ちの入り交じった苦い事件として経験されました。

このことを加藤先生に伝えると、通常は小唾液腺に狙いをつけて一カ所だけメスでごく小さく切開するだけらしく、これには加藤先生も驚いてただひたすら謝られました。

加藤先生には私がピアノや声楽をすることは伝えていました。これは医師同士の情報交換不足(声楽をすることや生検方法の確認)と、患者である私へのインフォームド・コンセントの欠如がもたらした、小さな事故だったと思います。

この経験もそうですが、私の病院勤務の印象からも、医療者同士は関係性を大切にするあまりか、相手に対して非常に気を遣い遠慮する傾向があるように感じます。医療者が良好な関係でいることは、間接的には患者の利益に還元されるものだとは思いますが、逆に患者という顧客に直接的な不利益を生じさせてしまうということも、病院勤めの中ではよくみかける現象です。これは、先輩・後輩、上司・部下、他職種間等、複雑な力関係と日本人気質の顕現化による日本の医療体質が関与した現象のように思います。患者の不利益を防ぐために言いにくいことを相手に伝えるポイントは、いかに事務的に処理できるかにかかっているように思います。たとえば、メッセージカードを業務のシステムに導入する等はよい方法ではないでしょうか。伝え方は、「患者さんへの説明を忘れずにお願いします」のような相手に要求する表現は避け、「患者さんから、何も説明がなかったと苦情が寄せられました」と、事実のみを伝えると言われたほうも不快にならないですむと思います。また、個人から個人への伝達ではなく、スタッフ間で共有できるかたちでの提示も一方法かと思います。

こんなこともありました。骨シンチグラフィ検査をはじめて受けたときのことです。検査技師から、大きな機械の下にある台の上に横たわるよう指示されたのでそのようにすると、今度は動かないように太いベルトでがっちり体を固定されました。いよいよ検査開始です。その技師がボタンを押すと、体の真上にある鉄の塊の機械が自動で下がってきました。技師はボタンを押すとすぐに私に背を向け、実習生たちに説明を始めました。私の目の前には鉄の塊がだんだん近づいてきます。私は上の機械と下の台との間に挟まれて、ちょうどサンドウィッチ状態でした。

「え！ ちゃんと私のほうみててよ。もしも機械のセンサーがアホになってて、私を感知しないで止まらなかったらどうするのよぉぉぉ!!」

なにしろ体はベルトでしっかり固定されているのです。逃げられません。せんべい状態で圧死している自分の姿が頭の中をよぎりました。とその瞬間、機械が停止。

「ふ〜、助かったぁ」

技師にとっては日常でも、患者にとってはそうじゃないのよ! ぷんぷん。

これに類することは、病院内にはいくらでも転がっているようです。たとえば作業療法の場面だったらどうでしょうか。治療のときに、声もかけずいきなり患者の体に触れたり、何のためにその作業をするのか説明しなかったり……。小さなことですが、こういうことで患者の不安や不満は惹起されます。「では関節を柔らかくするために動かしますね」、「痛くありませんか?」、「みていますから、大丈夫ですよ」……。一言を添える意味はとても大きいと思います。

●闘病の始まり

さて、シェーグレン症候群の診断を受けて数日後には、全身一〇カ所以上の関節痛と頸部から背部そして上腕にかけての筋肉痛、全身疲労感と微熱により病院に駆け込むこととなりました。このときからステロイドが開始されました。このときの症状はその後の長い経過の中でも最も激烈なもので、活火山がまさに大噴火を起こして全身から火を噴いているような感覚でした。日常生活をこなすのも困難となり、薬が効きはじめるまでの数日間をただ寝て待つしかありませんでした。

このときはまだ痛みだけが私の闘いの相手でした。一年近くを自己否定感で泣いて過ごしたのですから、ホルモンバランスや免疫機能が崩れ病気になっても当然だ、と冷静に考えていました。こうして私の闘病は始まったのです。

ところで音楽は、就職後も仕事や通信制大学の課題に追われ細々と練習を続けるのがせいぜいでしたが、それは日ごろのストレスを忘れさせてくれる充足の時間でした。しかし、うつに襲われた後は、演奏のような能動的活動は一切できなくなっていました。

演奏を再開できるようになったのは、治療開始で疼痛が緩和された後のことでした。うつの始まりからはかなりの時が経過していました。ごく短期間ではありましたが、毎日ピアノと歌の練習を一時間程度行えるようになったのです。昔のように演奏ができるようになったことが本当にうれしく、忘れていた喜びを久しぶりに味わったのを記憶しています。このときの音楽活動は、葛藤でざわついた心の鎮静作用として働いたように思います。

●崖っぷち人生

私の身体症状は心の状態に完全に依存していました。悲愴感と絶望感に比例して関節痛や全身疲労感が増悪するのです。さらには胃腸症状や感冒症状、突然襲ってくる不安等、次々と多彩な症状が出現するようになっていきました。職場での対人ストレスは相変わらず続き、疼痛とそのストレスから生きる気力をすっかり奪われてしまいました。朝がきても起きる気になれず、夜は夜で深夜になっても眠る気になれませんでした。仕方なく眠剤を飲んで無理矢理眠る、そんな毎日の繰り返しでした。

このときのうつは最も深刻で、生きること自体がつらく、発作的に職場の高い渡り廊下から飛び降りるのではないかという、自分の衝動性への恐怖におびえることが何度かありました。教科書で習った通りのことが自分に起きていたのです。

よほど不調でないかぎり出勤はしていましたが、このような自殺念慮があることに気づいていた職場仲間はいなかったのではないかと思います。私は一人暮らしですし、親にも誰にも心の中を打ち明けることはありませんでした。対人ストレスに端を発する人間不信で、安心して話せる相手もいませんでしたし、話す気力もなかったのです（ときどき、同居ネコが私の怒りのやり玉に上げられたり、慰め役を買って出てくれたりということはありましたが……)。

今まで何度となく慰められてきた音楽でさえも、うつの絶頂期には何の役にも立たないこともはじめて知りました。責任上仕事には頑張っていき業務もなんとかこなしていましたが、帰宅後や休日に音楽を聴く気にはまったくなれませんでした。聴きたい曲も浮かびません。たとえ浮かんだとしても、情けないことにそのCDを棚から探したりオーディオ機器にセットしたりという、ただそれだけの行為ができないのです。

音楽療法の世界では、演奏等の「能動的音楽療法」に対して、音楽鑑賞は「受動的音楽療法」と類別されていますが、一度うつを経験したならば、音楽をただ聴くという行為さえも「能動的」でしんどい行為だと知ることになるでしょう。この経験は、精神科で音楽活動をしてきた私にとって貴重な発見となりました。

関節痛はすーっと痛みが軽減する日もありましたが、翌日にはまた少しの負荷で疼痛が舞い戻ってきました。それでも、加藤先生からいわれた「治癒の可能性はある」という言葉にしがみつき、病院での西洋医学に加えて鍼灸や漢方や瞑想やサプリメント等々、ありとあらゆるものを試しました。主治医からはサプリメントなど科学的に効果は実証されていないと一笑に付されながらも、「きっと奇跡は起こる!」と信じていたのです。これが治療者でもあり患者でもある私の実態です。

結果はどの代替療法もまったく期待はずれでしたが、不思議なことにこれほど関節痛が継続していても、このころはまだピアノが弾けなくなったらという悲愴感は表れていませんでした。疼痛さえ治まれば弾けるようになるだろうと楽観的に考えていたのです。

一方、うつは発作のように襲ってきては、私をもてあそぶかのようになかなか離れようとはしてくれませんでした。うつは対人ストレスによる当然の反応と受け止めていたため、精神科作業療法士でありながらも自分から精神科を受診するという発想は浮かんでこなかったのです。糖尿病と知りつつも何年も放置している医師等よく聞く話で、医療専門職にはよくみられる落とし穴だと思います。何かが働いて客観的な判断を誤らせるのでしょう。周囲も同業者同士では遠慮して、本人にはなかなかいえないもののようです。

加藤先生にはうつの症状があることは何度か伝えましたが、「これほどの痛みがあれば誰でもそうなりますよ。まずは何とか痛みのコントロールをしましょう」という反応が返ってくるばかりで、精神科への紹介や抗うつ薬を処方されることはありませんでした。加藤先生は、前にも書いたように医師として経験が豊富なだけでなく、治療への情熱と患者への優しさを併せもった、心から信頼できる医師でした。しかし、そのような医師でさえ、内科医は内科医の立場の物語しか紡ぎ出せないのだということを実感しました（実はこれには後日談があります。加藤先生がいうには、多くの医師が原因のはっきりしない症状に対して、安易に「精神的なもの」として片づける傾向があるため、自戒の意味も込めてそうならないように注意しているとのことでした）。

精神科の専門医を受診せず放置していたことが、余計うつを長引かせた原因かもしれません。結局のところ、うつの苦しさから逃れるために強い眠剤を処方してもらい、眠りの中に逃げ込むことしか思いつきませんでした。

対人ストレスの相手からは、作業療法士でいる資格はないとまでいわれ、自分は本当に「ダメ人間」だと思い込むようにさえなりました。膠原病は、抗体が自分の体を敵だと見なして攻撃する病態ですが、まさに自分を責め続けていた状態を投影しているかのようでした。

そんな調子でしたので、そのころは教員としても作業療法士としても何もかもに自信がなくなり、「私など生きている意味がない」という自己否定感がますます強固に培われていきました。ほとんど思考制止状態で、仕事上のミスも増えました。うつに陥って以来、対人交流が苦痛となり、業務上必要な連絡も取れないような状態になりました。そのため職場仲間たちとの関係まで悪化し、すべての面で八方ふさがりのような状態に追い込まれていったのです。

●回復過程の三寒四温

体のほうは少し楽に感じる日もありましたが、うつは容易に遠ざかることはありませんでした。気分がひどく落ち込んだり、出勤はしても仕事が手につかなかったり、料理や入浴等が苦痛で仕方がなかったり……。ひきこもりの人たちが何日も入浴しないといったことはよく聞きますが、私の場合も三~四日に一度入るのが精いっぱいといったところでした。仕事にも私生活にも楽しみや興味といったものはまったく感じられず、日常生活に必要な活動への意欲は喪失したままでした。笑顔がすっかり消え、いつもうなだれて前傾姿勢……。そうなのです。うつになると、どう頑張っても表情筋や脊柱起立筋を働かせることができないのです。

うつの直接の原因となったと私が思っている対人トラブルについては、誰にも相談することなく一人で耐えていました。ただ唯一打ち明けることができたのは、私に医療の世界を勧めてくれた恩師でした。ひどいうつから少しずつ立ち直ることができた始めのきっかけとなったのは、その恩師が私の代わりに痛烈にトラブルの相手について怒ってくれたことと、「もし仕事を辞めないで続けたとしたら、順子さんの財産になるだろうね」といってくれたことでした。それまで周囲の人たち、すなわち職場の人たちの誰からも理解されていないと感じて、より孤立感を深めていただけに、その恩師の言動は大きな慰めと勇気をもたらしてくれたのです。

ピアノは疼痛のため数カ月に一回ぐらいのペースでしか弾くことができませんでした。いえ、弾く気になれなかったというほうが正しいかもしれません。弾かないとますます指は動かなくなることはわかっていましたが、それでもどうにもこうにも弾くことができなかったのです。痛くて弾けない、弾く気になれない、弾くと痛い、弾いてもうまく弾けない、うまく弾けないからますます弾く気になれない、その繰り返しでした。痛みが少ないときに多少弾いたとしても、翌朝には疼痛箇所が顕著に腫脹し、疼痛のレベルも数段高くなってしまう始末でした。一度痛みが増すと数日間続くか、もしくはそのまま炎症期に移行してステロイドを増量しないと治まらなくなることもしばしばでした。なんともやっかいなこと……。

発病一年目も終わろうとするころ、うつのほうはやっと回復の兆しがみえはじめ、賑やかな場所へ行くことや大学院受験の準備等ができるようになりました。しかしカラ元気か躁的防衛のようでもあり、長くは続きません。すぐに息切れして、本格的な回復とはほど遠いものでした。

第二章

ターニング・ポイント

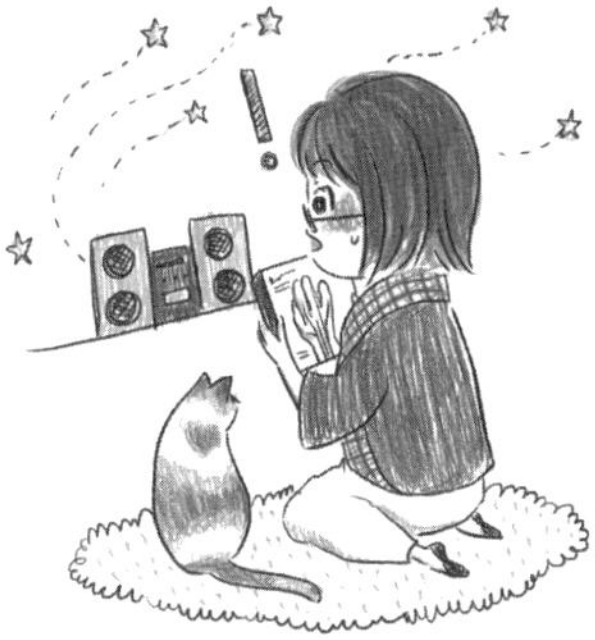

発病二年目

●回復のきっかけ

年が明けて発病から二年目になりましたが、体調や人間関係に著しい変化はありませんでした。膠原病の発病以来、ほんのちょっとしたことで異常なほどの疲労感に襲われるようになっていました。これは膠原病が全身疾患である証拠です。二月になると新たに複数の関節にも疼痛が出現し、疼痛のレベルも顕著に高まっていきました。心理的には、このころになってやっと激しい葛藤や怒りの感情は減弱しましたが、今度は意欲低下と過眠傾向に取って代わりました。また、たびたび不安に襲われるようになりました。

四月からは、はじめて担任をもつことになりました。大学で担任制度というのは一般的ではないと思いますが、所属学科では開設以来の伝統でした。担任はその学生らが卒業するまで四年間の持ち上がり制で、責任と業務の増加は明らかでした。しかし一方、子どもをもたない私にとっては、エリクソンのライフサイクル課題にある次世代の育成という子育ての代理行為であり、結婚・子育てという人生で叶わなかったことを補うことができるという喜びでもありました。

同時に出身校の大学院（博士前期課程）へ進み、よき指導教員と心優しいゼミ仲間たちに出会い、久しぶりにわくわくした気分を味わうこともできました。また、職場の環境も変わり、少しだけ心理的に楽になったのもこのころでした。

身体的な回復はさておき、心の回復はありがたいことに少しずつ進んでいきました。その大きなきっかけになったのが、発病二年目の八月に、ある心理カウンセリングの講座に参加したことです。

大学で心理学を専攻し精神科作業療法士である私ですが、残念ながら大学で習った心理学や精神科作業療法の知識や技術が、私の心の回復に直接役立ったと実感したことはありませんでした。しかし、その講座では、どの教員も教科書も教えてくれなかったセルフ・イメージの低下に陥るメカニズムと、そこから脱し豊かな自己受容に導く具体的実践スキルが明快に示され、実際にロールプレイングを重ねました。

ここで学んだことは、その後の私の生き方を変えてしまったほどに大きな自己の取り戻しの原動力となりました。それは、自己の存在を徹底的に肯定するというワークに意味があったからだと思います。そしてこの講座参加を境に自己受容への道を歩みはじめ、徐々に前向きな考え方に転じることができるようになっていきました。

さて、このように心の病は少しずつ回復し意欲も湧いてきたのですが、体の病のほうは執拗に食らいついて離れることはありませんでした。関節痛は突然激しい疼痛を伴って再燃することを繰り返しました。炎症期を脱しても常時腫脹と疼痛は持続しました。就寝中から起床時にかけて特に増悪するため、疼痛による不眠は連日のこと、疼痛とこわばりのために日常生活活動はもちろん、家事のすべてが苦痛でした。それでも出勤してなんとか業務をこなしていたのは、今もって謎・謎・謎です。

●こころの回復

さて、発病から二年目の後半は、音楽療法のセミナーを開催したり、勤務校に音楽療法関連の科目を開講したりと、本来の意欲と活動性を取り戻していきました。大学院での研究も順調に進んでいました。特に、コンサートを聴きにいったりショッピングに出かけたりといった娯楽的活動ができるようになったのは、うつになって以来はじめてのことでした。

身体的には、一時よくなっていた関節の疼痛が悪化したり、新たな疼痛箇所が出てきたり、胃腸障害、頭痛、感冒症状、全身疲労感等、全般に体調を崩すことが多い一年でした。それでもステロイドははじめて四㎎まで減量することができました。ステロイドの量が減らせるということは、それだけ炎症反応が弱まっているということですので、一㎎でも減るとうれしくてうれしくて……。

発病三年目

●代替療法に燃える

さて、発病から三年目の年は半日断食、温冷浴、ダンベル体操、指体操、瞑想等々、病の改善のためにせっせせっせと積極的に取り組んだ年でした。おしゃれをすることや外出を楽しむこと等にも積極的になり、気持ちは前向きに転じていきました。しかし、不安と動悸、不定愁訴といったストレス症状は相変わらず毎日のように出現していたのです。仕事面では、体調が悪い時期もいわば義務のように学会発表や論文発表をずっと継続していました。業務も忙しく、午前零時近くまで仕事をして帰る日もめずらしくありませんでした。二年前から音楽療法研究会の事務局長という役職も抱えており、そうした仕事がこなせるまでに回復してはいたのですが、心理的にも身体的にも過剰な負荷がかかっていたのは間違いありませんでした。案の定、春にはステロイドを増量しても疼痛は軽減しなくなり、左の示指は腫脹のため屈曲不全に陥っていきました。

●三度の入院

発病から三年目の六月、無理がたたってついに体力の限界が訪れてしまいました。異常な全身疲労とともに炎症反応の指標であるＣＲＰ値が上昇し、血小板、γグロブリン等の数値が悪化しました。そのうえ間質性肺炎の疑いまで出てきて、加藤先生から入院を言い渡されてしまいました。「間質性肺炎」ってただの肺炎ではないみたい。早速お勉強です。『今日の治療指針』（医学書院）によると、間質性肺炎は進行すると肺が線維化すると書いてあるではありませんか。

「ぎょっ、線維化……」

絶句というか頭の中がくらくらっとなり、動悸がしはじめます。

「いやいや落ち着け。それは進行して最終段階にはそうなるというだけで、ちゃんと治療すれば大丈夫！　大丈夫！」

入院して病室のベッドから、覆い被されるようなどんよりとした灰色の梅雨空を眺めていると、気分は暗くなっていく一方です（なんで病室の壁って、無機質なグレイやオフホワイトやベージュなんでしょうね。淡いメロングリーンとか、薄いペパーミントブルーとか、ほんのりローズとか、あるいは洒落た模様の壁紙だったらいいのに……）。つらい検査の結果、間質性肺炎の疑いは晴れ、数値も落ち着いてきたので二週間程度で退院となりました。けれど、多忙と過剰なストレス状態から解放されることはありませんでした。

そのためか、退院から一カ月も経たない七月には再入院することになってしまいました。研修からの帰路の新幹線の中でどんどん体調が悪くなって、自宅のある駅まで帰り着いたころにはふらふら状態のうえに両腕に得体の知れない発疹！　その足ですぐに受診です。今度の症状は高熱、激しい頭痛、全身の発疹、顔面の紅斑でした。発疹はすぐに激しい掻痒感に転じました。当初風疹が疑われましたが、抗体はマイナスで原因不明の発熱と発疹でした。

入院治療をしても高熱と激しい頭痛は治まりをみせませんでした。高熱にうなされていると、今まで思い出すこともなかった幼少期から最近までのありとあらゆる場面が次々と浮かんできました。走馬燈のごとくとはこういうことをいうのだとぼんやりした頭で考えながら、これは死期が近づいているのではないかと感じていました。そんな状態が一週間ほど続いた後、ゆっくりと快方に向かい、三週間の後、職場復帰することができました。やっと通常の体調に戻ることができたのは、涼しい秋風が吹くころでした。一時中断していた修士論文の執筆を提出に向けて再開し、奇跡的に年末にはほぼ完成させることができました。一年前は疼痛のためできなかった年末の大掃除もこの年は行うことができました。

良好な体調は残念ながら長くは続きませんでした。過労と不明熱で入院した翌年の年明け早々、今度は上気道炎のために服用した抗生剤により薬物性肺炎にかかってしまったのです。三度目の入院でした。退院後も感冒症状や咳にたびたび襲われ、ずるずると体調不良は尾を引きました。さらに、三月の職員健診では肺炎とは異なる箇所に陰影が発見され精査となりました。その結果、その箇所の陰影は発病の翌年から出現していることが判明しました。その時期といえば、対人ストレスで心が荒れ疲弊しきっていたころではありませんか。

三年目を振り返ると、後半は精神的健康は取り戻してきたものの、身体的には三度も入院するという厳しい一年でした。しかし、そのような追い詰められた状況にあっても、大学院の指導教員やゼミ仲間、友人、恩師、主治医等、私を常に受容し味方となり支援してくれる人たちがいました。それらの人たちの存在は計り知れないくらい大きな力となりました。もしも、その人たちがいなかったら……。ああ、一人でなんて耐えられません！

発病四年目

●昇進の見送り

このような健康状態が理由で、私の大学における昇進は見送られることになりました。現在の職場に入職するとき、五年間で助手から講師に上がるようにといわれ、そのためには年に一本は論文を書くようにと当時の学科長にいわれました。ですから、それに照準を合わせてせっせと学会発表しては論文にまとめ、修士も取得したのです。発病してからの大学院の勉学と研究生活は決して楽ではありませんでしたが、「六年後には講師！」というのを励みに業績も重ねていました。

私は社会的地位そのものにはあまり関心はありませんでしたが、すでに四〇歳を超えていたので、早く講師になりたいという気持ちだけはありました。ですから、昇進が見送られたとわかったとき、すべてはこの病のために狂ったと非常に悔しい思いをしました。

対人ストレスはこの年もまだ続いていました。しかし、短時間であっても体調がよければ部屋の片づけやちょっとした模様替え、料理、ピアノ、歌などをして、意欲的に過ごすことができるようになっていました。そのうち次第に身体的な健康も回復し、大学院も無事修了することができました。

夏に参加した二回目のカウンセリング講座で、講師に対人トラブルのことを相談したところ、全面的に私を支持してくれ、相手のことを「勇気くじきが上手い人」と表現されました。カウンセラーの訓練の一つに、クライエントからの攻撃にも自分を保つための「勇気くじき訓練」というものがあるのだそうです。この「『勇気くじき訓練』だと思う方法」はなかなか気に入りました。他者からの攻撃にも動揺せず自我を育てるための訓練なのだと考えれば、状況は随分違って感じられました。そのとき以来、この方法は他者から心ない批判をされたときの自分を守るための対処法として活躍しています。

日記の内容も随分平和になってきたのがこの年でした。しかし、身体的には関節炎は確実に進行していました。発症当時から強い疼痛が継続していた右の手関節は、X線上で橈骨と舟状骨間の軟骨が摩耗し、関節間隙の狭小化が認められました。舟状骨には変形性関節症様の変化が現れていて、これらの変化は非可逆的だといわれています。さらに私の尺骨遠位部は標準より長い「尺骨突き上げ症候群」という状態のために、手関節の尺側に腫脹と疼痛が出現していることもわかりました。

調子がよくなるとステロイドを漸減するのですが、五㎎まで減らすと必ずといってよいほど疼痛がぶり返しました。体をだますのは大変です。秋には左右股関節、左右膝関節、右肩関節、右手関節、左顎関節、左母指MP関節等、多関節に強い痛みが出現してしまいました。ステロイドの副作用も心配だったので少しでも減量したかったのですが、それは決して容易なことではありませんでした。

この年の年末、私を支えてくれていたあの恩師から素敵なアドバイスをもらいました。私は感性で生きるタイプなのにそれが発揮されていない、「順子」になれる時間が必要である、何でもいいからテーマをもって生きよう、というような内容でした。いつの間にか、周囲に振り回されて自分自身を失っていたようです。もう一度「私」を取り戻そう。そんなことを考えながらこの年は終わりました。

発病五年目

●症状の再燃

発病から五年目の年は快調にスタートしました。かつて弾いた難易度の高いショパンのエチュード等を復習することが十分可能でした。しかし、いつものことながら、その快調も長くは続きません。関節の腫脹と疼痛は少し過度に負荷がかかるとすぐに増悪します。特にリウマチと同じで起床時が悪いため、ベッドから起き上がるのにどっこいしょ、パジャマを脱いで服を着るのにえんやこらといった調子です。なにしろ服のボタンをはめることもできないのですから、更衣をあきらめようかと思ったくらいです。車のエンジンをかける動作ができない日は、出勤をあきらめようかと思ったり（笑）。シップ薬なしには疼いて過ごせないこともたびたびでした。この年から、それまでは目立たなかった左の手関節の疼痛と腫脹が増悪し、リウマチも視野に入れて抗リウマチ薬が開始となりました。

春まだ浅い三月のある夜のことでした。突然両肩関節にひどい疼痛が出現し、両手関節、両手指関節も痛み、寝ていても寝返りもできないほどになりました。通常リウマチの関節痛は就寝中や起床直後に増悪しますが、そのときを境に一日中肩から指先まで疼き続けました。疼痛レベルでいうと、最も激烈な痛みを一〇とすると九ぐらいまで上昇です。すぐに病院に駆け込み、ステロイドは一気に一五mgに増量となってしまいました。

このように私が病と闘っている最中、職場の人事異動があり、人間関係のストレスはなくなりました。でも何かのきっかけで昔のことが思い出され、その幻影は至るところに現れては私につきまとったのです。学科会議の席にも必ず現れました。すると、以前会議中の発言について後から批判されたことがフラッシュバックされて、幻影に怯えて何も発言できない状態が続きました。この幻影が消えるまでに一年ぐらいかかったのです。

さて、話を戻します。炎症期はその後も頻繁にやってきました。右手関節と右中指のPIP関節は、炎症期を脱しても常に腫脹と疼痛が持続していました。関節炎は掃除機かけ、食器洗い、包丁使用、買い物品の把持等、日常生活のあらゆる動作を苦痛にしていました。シェーグレン症候群によるドライアイは改善することはなく、八月には涙を排出する涙管にプラグを詰め、涙を溜める処置をしました。眼科では涙の成分に近い点眼薬とプラグ以外にこれといった治療法はないようでした。

病のことを完全に忘れてしまう生活にはもう戻れないと思いました。一番心配していたリウマチに関しては、この時点ではまだ加藤先生はその可能性を否定していたのがせめてもの救いでした。

さて、ピアノのことに話題を移しましょう。その年の秋、所属していた教会がプロの声楽家を招いてコンサートを開催することになりました。奏楽者であった私は（礼拝の奏楽だけはかろうじて続けていたのです）、伴奏を頼まれることとなりました。他に適任者がいなかったため断れない状況でした。恥ずかしい話ですが、

「こんな病を抱えている私がなぜ弾かなくてはいけないの！」

と、その状況が理不尽で腹が立ってしようがありませんでした。これは後日気づいたのですが、ピアノを弾かないことで自分の現実と向き合うことを回避していたにも関わらず、無理矢理直面化させられたことに対する怒りであったように思います。

渡された楽譜を弾いてみましたが、はじめてみる楽譜は少しぐらい練習してもうまくは弾けませんでした。ステージに立つ以上、病だからという言い訳は通用しませんし、何よりもお客様にも声楽家にも失礼だと思いますので、完成度を上げるために毎日練習しなけ

ればいけませんでした。でもうまく弾けない。弾けないからさらに練習をしなくてはいけないのに手が痛い。手が疼くたびに対人ストレスの相手から浴びせられた屈辱的な言動の数々が思い出され、理不尽な状況と相まってますます怒りが湧いてきてしまうのでした。

いま振り返れば、このころの私には「感情のケア」をしてくれる人が誰もいなかったことに思い至ります。心理学の教科書等ではよく「受容」、「共感」、「支持」、「傾聴」ということがいわれますが、私が昔受けたカウンセリングでは、いくら共感的に話を聴いてもらっても、それだけではもやもやした気分は晴れませんでした。このときの私のように人に対する怒りをもっている患者には、むしろ怒りの対象に代わって治療者が患者に謝るとか、治療者も患者と一緒になって怒ってあげるほうが効果的なのです。あるいは、怒ったり泣いたりしている子どもをあやす母親になったつもりで、同じように患者にしてあげるという奥の手もあります。

発病六年目

●関節リウマチ確定

発病から六年後の新年は暗い幕開けとなりました。年頭の受診でついにリウマチの診断が下ったのです。加藤先生は私に告げるタイミングを図っていたようです。心の準備をする期間は十分ありましたから、すでに覚悟はできていましたが、それでもショックでした。

とりあえずは抗リウマチ薬を増量して様子をみることとなりました。関節炎は、発症後の数年よりも炎症期と炎症期の間欠期が短くなり、上肢を中心に泣きたくなるようなつらい痛みに長い期間苦しむようになっていました。ステロイドを一時避難的に増量することもしばしばで、抗リウマチ薬も最大量を服用しましたが、効果は期待したほどには出ませんでした。そこで日本で認可されたばかりの新薬、生物学的製剤の一つを開始することになりました。この点滴は非常に高額なもので、経済的な理由から治療が受けられない人もいると聞きました。また地元に専門医がいないためにこの治療を受けたくても受けられない人も少なくないと聞きました。わが家の経済を圧迫しつつもこのような最新治療が受けられる環境にあったことに、自分は本当に恵まれているなと感謝しました。しかし残念なことに、この生物学的製剤の効果も私には認められず、すぐに打ち切りとなりました。ううっ、期待していたのに……。

さて、リウマチが確定したとなると、このままではまずいと真剣に考えるようになり、生活全般を見直すことにしました。まず手を付けたのは部屋のリフォームです。わが家はあまり新しくない集合住宅で、各部屋や廊下との間に段差がありました。そのために掃除機を移動させるときには持ち上げなければならず、苦痛でたまりませんでした。３ＬＤＫを部屋間のドアを取っ払ってバリアフリーのワンルームにしました。また食器洗いでスポンジを絞るのも食器を洗うのもこれまた苦痛でしたので、全自動食器洗い機も購入しました。仕事も過労にならないように休憩を頻回に挟むようにしました。何としてでも悪化を食い止めなければと必死でした。というのも、離れたところに住む老親しか家族のいない私は、病のために今の職を失うことになると収入の道が絶たれ、路頭に迷うしかなかったからです。

ところで、生物学的製剤導入に際して、加藤先生からリウマチ専門医の森口先生に主治医を交替することになりました。この森口先生もていねいに患者と向き合ってくれる医師でした。そこであるとき、私のナラティヴを聴いてもらえないかと頼んだことがあるのですが、外来では物理的に無理なことでした。後述しますが、このときまだ作業療法を受けていなかった私は、主治医以外に病に関わる情緒的な問題について話すことのできる人はどこにもいませんでした。私の家族は離れた実家に両親がいるのみです。その家族はまったく聴き手の対象からは外れていました。年老いた両親にはリウマチになったことは告げていましたが、症状のこと等はほとんど話していませんでした。余計な心配はかけたくなかったし、そのような会話をしてきた親子関係でもなかったのです。

そうでした。うれしいこともありました。この年の四月からやっと助手から講師になることができたのです。当初の予定より二年遅れの八年目の昇進でした。

発病七年目

●痛みに耐える

発病七年目も年頭から関節の痛みとこわばりで始まりました。特に両肩関節と両足MP関節の疼痛が激しくなっていました。足は痛みのために平常な歩行ができず跛行になりました。炎症が強い場合は、上肢全体あるいは背中まで筋肉痛が出現し、さらにひどい場合は全身が熱感とだるさと痛みの三重奏となりました。一月は、全身の疼痛のため夜中に寝返りを打つことも、ずれた布団をかけ直すこともできませんでした。朝は布団から這うように出るものの、一時間ぐらいソファで横にならなければ痛くて動き出すことができません。また痛みのために眠剤なしには眠ることもできず、安静装具とシップなしでは痛くて仕事もできない状態でした。発病時以来の激烈な炎症期に襲われたのです。尋常でない疲労感のため胸まで苦しくなる始末で、自分の体でありながらまったく自分の管理下にないことがわかりました。こうなればステロイドを倍に増量し、数日間休養をとって全身を休ませるしか方法がありませんでした。

ここまでひどい炎症期はその後ありませんでしたが、リウマチの寛解期はこの数年だんだん短くなり、それに反比例して炎症期が長くなっていました。寛解期にも小さい炎症反応はさらに頻回に訪れるようになり、そのつどステロイドを一時的に増量して鎮まるのを待つことの繰り返しでした。

三月になっても眠剤を中止すると、手、手指、肩の各関節が疼いて途中何度も覚醒しました。このころ、希望して再び加藤先生に戻っていたのですが、その加藤先生は何かにつけ「治る希望はある」といってくれました。なんとうれしい言葉でしょうか。こうした希望と励ましの言葉をどんなに望んでいたことでしょう。

それにしても医師はたいしたものだなと思います。加藤先生は、これがだめならあれと別の手を次々考えて治療を提案してくれました。挙げ句の果てに、私の体には金（！）が入れられるようになりました。金剤というのはリウマチの古典的治療の一つで、注射で体の中に入れます。これで金運が上がればよいのですが、そんなわけはありません（笑）。

さて、ピアノの話をしましょう。リウマチが確定した後、ますます症状は悪化し、ようやくピアノが再開できるようになったのは半年以上経た七月でした。そのとき弾いたのは、甘く切ないメロディが好きで病前から特別な思い入れをもってよく弾いていた曲、ショパンの『ノクターン嬰ハ短調（遺作）』でした。おそらく、そのときの私の心境に最も近い曲だったのでしょう。ショパン特有の速いパッセージもこのときは難なく弾くことができました。このとき、誰が一年後にはピアノが弾けなくなると予想したでしょうか。そうです。喜んだのも束の間、病気の進行によりその曲は二度と弾けなくなってしまったのです。

秋が深まっていくころになると、今度は左示指のMP関節を中心に激しい疼痛が舞い戻ってしまいました。夜間や明け方に痛みで目覚め、「痛い、痛い」と声を出さずにはおれなかったくらいです。毎晩襲ってくる体の痛みのため、眠ることさえも苦痛となりました。このころの日記には、なんということでしょう、「早く死にたい」という文字がみえます。

七年目も師走になり、日々寒さが募っていきました。同時に、私の心も冬空のようにどんよりと曇り、空虚で凍えてしまいそうでした。エネルギーが減衰し、食事もつくれず入浴もできず、服の取れたボタンはいつまでもそのままとなりました。仕事と研究のみかろうじて細々と行うだけの生活……。再び、生活のすべてに充実感や楽しみがまったく感じられなくなり、生きる目標も見失っていきました。

師走のある夜、しびれと疼痛で何度か目覚めましたが、明け方から激痛のためまったく眠れなくなってしまいました。またある夜は、一人暗い部屋のベッドの上でさすっても揉んでもどうやっても痛みが遠のかず、あまりの痛さになす術なく呆然とベッドの上に座り込んだこともありました。リウマチは同一姿勢を続けると疼痛が増悪するため、腕を動かしたり寝返りを打たずにおれないのですが、皮肉なことに動かすたびに痛みが増幅するという矛盾に陥ります。

「痛い、痛い……。神様助けてぇぇぇ」

青息吐息――。

一二月半ばには、今までなかった膝関節の炎症で関節液が貯留し、痛みのため今度は歩行もつらくなりました。持続していた左手指のしびれは、整形外科医によると手根管症候群の疑いがあるとのことでした。

「（リウマチは）治る見込みはないんですか？」

このころは再び森口先生に戻っていたのですが、この問いに先生は言葉を濁します。「希望がもてる言葉をいってほしいんです」とお願いしてみましたが、「そんなにひどくはならない。田中さんの場合は寝たきりや痛みのために生活ができないというふうにはならない」といわれるのみでした。

この曖昧な答えはまったくの期待はずれで、私にしてみれば不治の病を宣告されたのと同じでした。今から考えれば、なんであんなに過剰反応したのか……。先生としてはああいう表現しかできなかっただろうというのも今ならわかるのに……。

なんだか気難しくて神経質で、いや〜な患者ですねー。

●幸福について考える

年末のこと、自閉症研究の第一人者である佐々木正美氏の講演を聴く機会に恵まれました。佐々木氏は森岡正博氏の『無痛文明論』にふれた後、自らの幸福論を語られました。「自分の存在が誰かを幸福にしているという気持ちをもてるとき、人は幸福と感じる」と。

この私でも大切な人の幸福を願ったことはありますし、好きな男性から愛してるといわれたら、「私ってなんて幸せ者なんだろう」と舞い上がった気分になります。おいしいものを食べたときは、思わず「幸せ！」という言葉もこぼれます。しかし、佐々木氏のいうように、他者の幸福に自分の存在が影響を与えているという幸福感を感じたことがあったでしょうか。刹那的な幸福ではなく、じっくりと幸福の実態についてなんて考えことのなかった私には、佐々木氏の語る幸福論は、私の幸福っていったい何なのだろうかと考える機会になりました。

加藤先生は、「田中さんがしたいことができるということが僕たちの仕事です」と常々いってくれていました。確かに「したいことができる」幸福もあり、それもとても重要なことだと思います。作業療法も、「その人にとって意味のある作業ができる」ということを目指していますので、このような幸福論に立っているのかもしれません。

しかし、何かができるという doing の価値を求めそれにこだわっているかぎり、それができなくなったときには、いっそう強い喪失感を感じることになってしまうように思います。逆に、たとえ何もできなくなったとしても、存在（being）そのものを喜んでくれる人がいたならば、また、自分で自分の存在を喜ぶことができたならば、そのほうがどれほど幸福かわかりません。

Doing と being の概念は、カウンセリング講座を受講して以来ずっと私の心を支配してきたキーワードの一つです。ですから、自分では being の価値の重要性を十分に理解しているつもりでした。にもかかわらず、ことピアノ演奏にかぎっては、いつまでも doing にこだわり続けている私でした。このこだわりの理由については、ずっと後に解明されることとなります。

発病八年目

●ピアノが弾けない!!

それは膠原病の発病から八年目のことでした。心がざわつくいろいろなことがあったため、自らを慰めたくて久しぶりにピアノに向かった日のことでした。驚いたことに短期間でまったく弾けなくなっていました。強い打鍵も速い打鍵も長い練習にも耐えられなくなっていたのです。よく練習していたあのショパンのノクターンもまったく指が思うように動きません。その動かない指で、ベートーヴェン作曲『ピアノ・ソナタ第一四番「月光」』の、静かに包み込んでくれるようなメロディを弾いているうちに、職場での試練、リウマチの発病、大切な人との別れ等々が次々と思い起こされてきました。そして、もはや二度と昔のようにはピアノは弾けないと思い至ったとき、堰を切ったように涙が止めどもなくあふれてきてしまいました。

関節炎の痛みがいくら激しくても、体の痛みがつらくて泣いたことはありませんでした。でもこのときの涙はまったく異質のものでした。「喪失（mourning）の涙」だったのです。

健康だった私、ピアノがうまかった私との離別。それらを私は手放すしかなかったのです。それらはすべて過去のものとなってしまったのです。

しかし、しかしです。このような絶望感の中にいても、数カ月後にはピアニストの指を専門に診ている医師が関東にいたことを思い出し、早い時期に受診しようと決心したりもするのでした。結局わかったことは、私はまだこの指をあきらめきれないでいるということでした。

●本来の私じゃないんです!

うつの絶頂期には音楽を聴くという受動的行為さえもできないことを体験しましたが、ピアノ演奏ができなくなって後は、カッチーニの静かな『アヴェ・マリア』の旋律が唯一私を慰めてくれる曲でした。いつまでもいつまでも繰り返しCDを聴いたものです。

「病気になる前の元気だったころの私はどこに行ってしまったのだろう」

もう二度とあのころには戻れないことを悟るようになっていました。すると無性に元気だったころの私を誰かに知ってもらいたくなりました。すぐに浮かんだのは森口先生でした。そこで、診察の折、ステージでピアノ演奏をしている若かりしころの写真を持参してみせたら、翌日わざわざメールをくださったのです。そこには、「普段診察室でみる田中さんとは別人のようにとっても生き生きとされていました……」と綴られていました。痛みと喪失感ですっかり気持ちがふさぎ込んでいた自分について、

「今の私は本来の私じゃないんです！」

と叫びたいような気持ちでいたのですが、「本来の私」を知ってもらえたようで、そのメール文を読んだとき、本当にうれしかったのを覚えています。このようなメールをくれる主治医がいてくれることは幸せなことでした。

なお、「本来の自分」という概念には後に疑念を抱くようになるのですが、それについてはあらためて書くことにします。

さて、この年の八月には、新たに非結核性抗酸菌症の疑いが指摘されました。薬物性肺炎になって以降ずっと痰や咳が続いていましたし、そのころのX線に新たな陰影が見つかっていたこと等からも、本当は何年も前に発症していたのかもしれないと思いました。一病息災といったりしますが、実際は一つ病をもってしまうと均衡が崩れたり薬の副作用等で、次々と新たな病を呼び込むようにも思います。この他にも、ステロイドの副作用による骨密度の減少や脂質異常等、病名がつかないまでもいろいろと支障が出ていました。

新たな病を抱え込んでしまった心理的な反応なのか、体調は関節痛だけでなく頭のもやもや感、胃部の不快感、異常なくらい頑固に持続する上半身のこり、食欲消失等々で、身の置き場もないほどつらい状態が一カ月以上も継続しました。

八年目も総じて心身ともに苦痛の多い年でした。

●作業療法士、作業療法を受ける

さて、皆さまが気になっているのは、私は作業療法を受けていなかったのか、という点だと思います。実は、自分で関節可動域訓練、温熱療法（お風呂で温めるだけ！）、関節を守る動作等、日常の注意事項は行っていましたので、特には受けていなかったのです。主治医からリハを勧められたことはありませんでした。しかし、肩関節の関節可動域制限が顕著に現れ、日常生活活動にさらなる支障が出てきたとき、きちんと治療を受けたいと考えるようになり、作業療法を希望しました。

残念ながら作業療法を受けても関節可動域自体が改善することはありませんでしたが、作業療法の二〇分の間（私の場合は一回が二〇分という単位でした）は作業療法士を独占でき、いろいろ話を聞いてもらえるというのは、とても意味のあることだと感じました。なにしろ、医師の診察時間はもっと短いですし、無駄話はできませんから。担当作業療法士には、生活上で困っていることも伝えることができました。もちろん限られた時間では、訴えに対する実際の対応は無理なのはわかっているのです。作業療法士もただ、「うんうん、そうなんですね」と聞くだけです。それでも、それまで誰にも病の苦労を話せる相手がなかったので、雑談のようにしゃべっていても、心の中に沈殿していたものが少しずつ排出されて楽になったように感じました。

この体験から、ただの愚痴や無駄話と思えるものであっても、患者のナラティヴに耳を傾け、共感的理解を示すことは、患者の内部ではとても意味のあることが起こっているとわかりました。患者と医療者のすれ違い（これは後で述べますが、必然的に生じるものと考えてよいでしょう）に気づいたり、語られた言葉の受け止め方次第で、その距離を縮めることができたりすると確信するからです。もしかしたら作業療法士のプログラムに対する患者の不満が隠されていたりするかもしれませんし、共有すべき目標がずれていることに気づくかもしれません。

発病九〜一〇年目

●リウマチ・リハの体験

発病から九年目には、より積極的にリウマチのリハを受けてみたいという思いが強まり、また作業療法士としての関心もあり、東京近郊のリウマチのリハで有名な病院に二週間の短期入院をしました。そこではリウマチ体操から水治療法、パワーリハ等々、リウマチに関連するリハのフルコースのメニューが用意されていました。同病の患者同士の情報交換や優しさにふれた体験も貴重でした。

さて、注目の作業療法ですが、そこでの作業療法士の対応は感動的でした。ていねいに細かい評価を行うやいなや（実はリウマチの評価をきっちり受けたのはこのときがはじめて！）、すぐに将来を予測してボタン穴変形[注1]防止スプリントと尺側偏位[注1]抑制スプリントを作製してくれました。しかも、女性患者には（リウマチなのでほとんどは女性患者ですが……）なんと特別サービスがあるのです！　手指のスワンネック変形[注1]防止スプリントには、まっ白な材質にダイヤモンド様の飾りを三つも配してくれ、「指輪のようでしょ!!」と

（注1）いずれもリウマチ特有の手指の変形。

患者たちに大好評でした。手づくりの尺側偏位抑制スプリントも赤、青、ベージュの三色から選択できて、ツートンカラーになるよう黒糸のステッチがポイントになったものでした。「尺とりくん」という立派な、いえキュートな名前までついていました。これもまた女性のおしゃれ心をくすぐります。

こうした配慮（作業療法士の心意気？　遊び心？　優しさ？）は、実に何気ないことですが、患者としては「見るからに障害者」という感じの味気ない装具よりは、うんと心が明るくなるのです。

忘れずに付け加えますと、担当の理学療法士は自宅訓練用に私のためだけの写真入り冊子をつくってくれ、リボンで綴じて最終日にプレゼントしてくれました。感謝！

●転機！　あるアーティストとの出会い

この年の春から二度目の大学院（博士後期課程）に通うことになりました。研究テーマは「芸術と障害受容」です。自分自身の障害との付き合い方を探求するための旅の始まりでした。

大学院では先生方との対話から毎回刺激を受けました。障害をもった芸術家の復活手段についての指導教員とのディスカッションでは、「芸術の中で表現形態を変化させる」、「芸術活動以外の活動に転化させる」、「残された機能で新たな芸術を創造する」といった発想の転換が導かれていきました。当初、そのような考え方には強い抵抗がありました。今までの人生が無に帰されるように感じたからです。また、思い入れの曲を弾くことへのこだわりは容易に捨て切れるものではなかったからです。

そんなとき、「障害者としての私」に一つの転機が訪れます。大学院の指導教員から、フリー・インプロヴィゼーション（即興）の鬼才ギタリスト、デレク・ベイリーのCD『Carpal Tunnel（手根管）[1]』を紹介してもらったのです。即興などまったく気乗りのしない私でしたが、研究の資料だからという理由で取りあえず聴いてみることにしました。そのCDはベイリーが手根管症候群を発症してからの演奏を収録したものでした。

スピーカーから流れてきた音を聴いたときの驚き！　忘れもしません。こんなインパクトのある出会いが過去にあったでしょうか⁉

「えっ、こんなんでいいの⁉」

これが最初に浮かんだ率直な感想でした。肩透かしを食らったような戸惑い……。これで音楽といえるのか、という疑問。そこには、ただ無造作に思いつくまま弦をかき鳴らす断片的な音があるのみだったのです。一曲目も二曲目も三曲目もついに最後までその調子でした。伝統的なクラシックの世界しか知らない私からすれば、それは調性（注2）、旋律、拍子等の音楽の基本的構成要素がどこを探してもない、「音楽」といえる代物ではありませんでした。今まで体験したことのない音楽世界……。目から鱗が落ちるとはまさにこのことでしょう。

しかもベイリーは、ギターを弾く右手の障害という危機からあえて脱出を試みようとせず、CDの冒頭で、

「医者は手術を勧めたが、でもぼくは興味がなかった。それよりこの手で奏でられる音楽を試したかったんだ」

と言ってのけるのです！　この音楽への飽くなき探求心。私は自分の障害にばかり目を向けていましたが、ベイリーは障害ではなく常に音楽から目を離さなかったということです。ベイリーとの出会いのショックは、作業療法の常識的世界観の中にいた自分が不意打ちを食らったような感じでした。

ベイリーは障害を負った後も芸術家としての生き方の方向性をいっさい失うことなく、

（注2）ハ長調、イ短調等のこと。

フリー・インプロヴィゼーションの世界へ影響力を与え続けました。私自身が障害による自己存在の危機に揺れ動いていたときに、このような生き様をみせつけられたことは大きな衝撃でした。これはベイリーの「音楽」との出会いというより、ベイリーという「アーティスト」との運命的な出会いがもたらした結果でした。研究を通して何人もの芸術家事例をみてきましたが、ベイリーだけが唯一、

「即興という世界がおまえにはまだ残されているではないか」

と、耳元で優しく囁きかけてくれたのです。

このような芸術観の存在に気づいたとき、私の中で何かが確実に変わりました。障害された手でないとできない演奏なら私にも可能です。

「弾ける指で弾ける曲を弾けばよいのだ。いや、リウマチの私にしかできない音楽がきっとある」と。

病を抱えた私と音楽との和解はこうして始まったのです。

一方「作業療法士の私」は、ベイリーのような選択は、作業療法の志向（たとえば「障害はないに越したことはない」といった）の常識を超えており、その芸術への向き合い方は、従来の作業療法の芸術感と芸術活動実践では対応が困難であることに気づきました。

ベイリーが最優先した究極の音楽の完成形は、技術を駆使した完璧な演奏ではなく、他の誰もがしていないユニークで創造的な音楽表現でした。そして、それを追求し続けた姿勢は、障害の前後でまったく変わっていないのです。このことは、体の中心にズシーンと杭を打たれたように強烈に、その後の作業療法における芸術活動と障害観に対する意識変革の契機となりました。

ところで、前年まであれほど活発だったリウマチの症状は、二度目の大学院入学後、不思議なほど落ち着きました。この大学院入学は、いろいろな意味でその後の生き方を変える契機となりました。飛行機恐怖症の私が短距離ではありましたが飛行機に乗ることに挑戦したり、その他にもいろいろ新しいことにチャレンジしたくなりました。そして、今までのつらかった経験が融解して少しずつ蒸発し、替わりに自分の中に活気が戻ってくるのを感じていました。

こうして九年目が過ぎ、一〇年目もその延長で過ぎていきました。一〇年目の六月には右膝関節に関節液が貯留し、腫脹と疼痛が現れました。整形外科で何度も関節液を抜く処置をしてもらいましたが、不思議なことに症状が悪化してもまったく悲観的になることはありませんでした。

第三章

新しい私への挑戦

発病一一年目

●脱・田中順子プロジェクト

一一年目はさらに自己変革を起こす年となりました。「脱・田中順子プロジェクト」の発動です。博士論文の指導教員から「アートについて研究する以上、もっとアートに関心をもつように」と指摘されたことがきっかけでした。「生活にアートを取り入れるように」、「服もアーティスティックなものを着るように」ともいわれました。

「脱・田中順子プロジェクト」は今までの自分を否定して脱却し、新しい自分を発見しよ

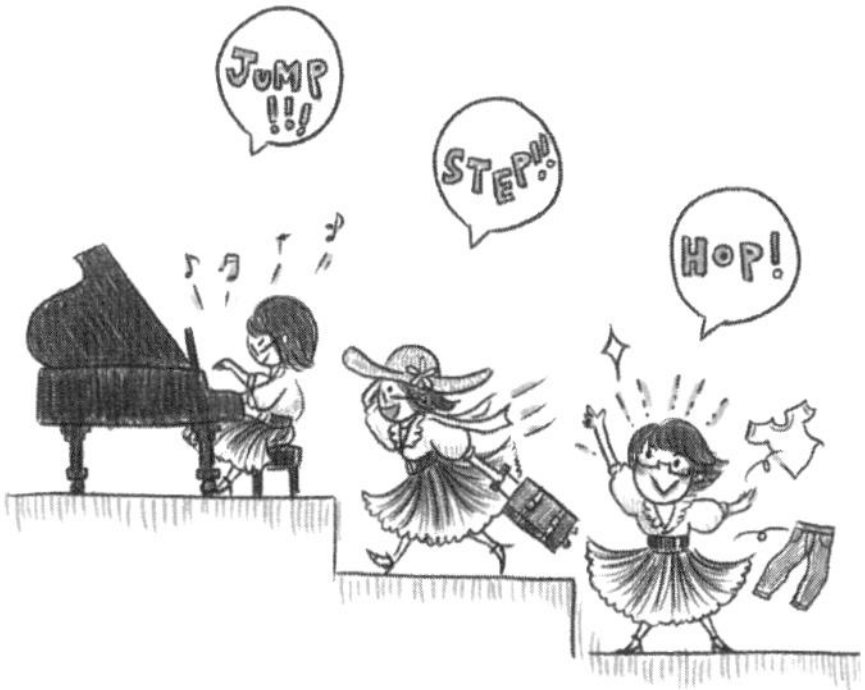

うとするものではなく、自己の枠を大幅に広げ、今まで目を向けなかったものにも視線を向けて取り込むことを目的とする個人ムーブメントでした。その背後には、研究テーマである「芸術」に対する視野の拡大というもう一つの目的もありました。

まずは形から入りました。服や持ち物はいつも保守的で目立たないものを身につける傾向があったのですが、それを個性的かつアーティスティックな視点で選ぶようにしたのです。服装等の外見は、ちょっと変えるだけで大きな心理変化を呼び起こします。今までなら決して選ぶことのなかった斬新なデザインや色の服を着るようにして、まったく新しく生まれ変わった自分を演出しました。やってみるとなかなかこの変化がおもしろくて楽しくて、はまってしまいました。周囲の反応も上々で、長らく忘れていた心の躍動感のようなものが感じられました。

「つまらない服を着ていると、つまらない人生になるわよ。」

黒木 瞳が言い放ったこのドラマ（『リアル・クローズ』フジテレビ）のせりふにも触発されました。

「このままつまらない人生なんかで終わらせたくない！」

そんな強い気持ちが沸々と湧いてきました。中距離の海外旅行にも挑戦し、プロジェクトは着々と進行していきました。

●真夜中の救急車　その一

　さて、一一年目ももう暮れようとしていたある日のことです。非結核性抗酸菌症の確定診断のため、仕方なく気管支鏡検査を受けることになりました。診断が確定しないことには治療が始められないからです。気管支の中に管が入るかと思うとかなり不安な検査でしたが、薬によるもうろうとした意識の中で行われたので、想像していたほどには苦しくもなく無事に検査を終えました。検査後二〜三日間はあるかもしれないという血痰も発熱もありませんでした。すべては順調でした。

　ところが、検査から四日後の就寝中、突然咳き込んだと思うと、喉の奥から血液が上がってきました。あわてて流しに吐くと、真っ赤でサラサラの鮮血です。その量から、検査後に出るかもしれないといわれていた血痰ではなく、検査のときに傷ついたどこかから出血しているとすぐに考えました。気管支内に血液が入っているので、水にむせたときと同じで咳はなかなか止まりません。何度も口の中に血液が溜まっては吐き出すことを繰り返しました。口腔内に血液特有の味と鼻をつく嫌な臭いが広がります。このときの視覚、味覚、嗅覚は私をいっそう不安と恐怖に追い込みました。

やっと咳が治まり病院に行こうとしたのですが、真夜中のことでタクシー会社に電話をしても応答がありません。仕方がないので自分で運転をして、とある病院の救急外来に駆け込みました。

待合室には、私の他には一組の老夫婦しかいなかったにも関わらず、三〇分以上待たされました。そこは救急車で搬送されないかぎり緊急患者扱いにはされず、すぐには診てもらえないようでした。というのも、重症度の判別は医師ではなく、受付の人の勘（？）で行われているように映ったからです。気になるので後日確認したところ、自分の足で受診した人の場合（walk-in 外来）は、バイタル・サイン（血圧や脈拍等）に異常がないかぎり受付順で診察するとのこと。受付での振り分け作業（トリアージ）は、受付事務→トリアージ看護師→医師という流れで行われているそうです。受付時に患者の容態が悪いと判断された場合には看護師に連絡され、看護師が容態の確認をするとのことでした。一方、救急車で搬入された場合はその時点で緊急度が高いと判断され、重症処置室に運び込まれて救急医がすぐに処置を施します。Walk-in 患者の場合は緊急度が低いとされるため、救急搬送とは別の医師が担当しているそうです。

体調が悪く、さらに心理的にも不安でいっぱいな患者の立場としては、このまま待合室で待っているといっそう症状が進んでしまうのではないか、受付の人は私がここで待っていることを認識してくれているのか……等、さまざまな思いが湧いてきます。あのときもし、誰がどのように重症度の判別をしてくれているのか、予測される待ち時間はあとどのくらいなのか等の情報をもらえていたら、少しは気持ちが落ち着いていたかもしれません。

以前、四〇度近い高熱で駆け込んだときも、受診まで玄関脇の寒い待ち合いで延々待たされ、薬が出るのにまた待たされ、二時間以上かかったことがありました。高熱の友人を車で運んだときも同様でした。知り合いの救急医によると、現在、日本の救急科専門医は三〇〇〇名程度しかいないそうです。したがって、すぐに診てもらえるかどうかという基準で認識されるようになれば、早晩日本の救急医療は崩壊してしまうだろうと伝えられました。もしかすると、一病院だけの問題ではなく、日本の救急医療全体が抱える問題なのかもしれません。

それにしても、救急外来は死ぬのも覚悟で、命がけで受診しないといけないところのようです（大げさな……笑）。

さて、医師がやっと姿をみせ、前の夫婦が呼ばれ、しばらく待たされた後やっと私の名前が呼ばれました。医師にサラサラの鮮血だったと訴えましたが、その医師はこれは喀血ではなく血痰であり、気管支鏡検査時に貯留していた血液が今になって出てきたものなので、徐々に減るから心配はないといいます。

素人考えかもしれませんが、自分に必要なのは去痰剤ではなく止血剤だと思っていたものですから、検査も行わずに去痰剤を服用することに抵抗を覚えました。結局、去痰剤は断って、何も治療は受けないまま帰宅しました。なぜ去痰剤が必要なのか、またCT等の検査は受けなくてもよいのか、もう少し詳しく説明をしてもらえれば、納得して帰宅できたのかもしれないのですが。いったい何のために車まで出して救急受診したのだろうとがっくりきました。でも、まっ、タクシー使わなかっただけよかったかな。

さて、ところがさらに二日後の仕事中にも、突然咳き込んで血液が口腔内に上がってきたのです。医師がいうように、肺の中に溜まっていた血液が出てきたにしては量が多過ぎるような気がしましたが、そのうち咳も治まったのでいつの間にか忘れていました。

それは検査から一週間後の真夜中のことでした。熟睡していた私は再び突然のむせとともに喀血に見舞われました。はじめはまた溜まっていた血液が出ているのだと言い聞かせて自分を落ち着けようとしていたのですが、むせはまったく止まる気配をみせず、息も吸えないくらいでした。このときは咳き込むたびにサラサラの鮮血がすぐに口腔内に溜まり、咳はいつ止まるともしれず続きました。どう考えても貯留していた血液が排出されているのでないことは明白でした。ただならぬことが自分の身に起きていると感じ取り、恐怖に襲われました。冷静な理性は緊急事態であることを私に知らせたので、咳が治ったところで救急車を呼ぶことにしました。今度は救急車で乗りつけたのですから、すぐに診てもらえました。めでたしめでたし。

●真夜中の救急車　その二

救急車で運ばれたときのことを、もう少し詳しく綴ってみたいと思います。というのも、私の不安や緊張が救急隊員や医師には届かず、感情的には不当な扱いを受けたように感じた一件だったからです。

わが家は集合住宅の五階にあります。家族はいないので自分で階下まで降りていって、寒さと不安に震えながら救急車の到着を待ちました。救急車が来るまでの時間はやたら長く感じられて、首が三〇㎝ぐらい伸びたのではないかと思うころ、待ち焦がれた救急車がやって来ました。

「やっと来てくれた！」

安堵したのも束の間、救急車ってなかなか発進してくれないのですね。一人で歩いて救急車に乗り込んだものですから、救急隊員の方々は、緊急で救急車を呼ぶほどじゃないじゃないかと思われたかもしれません。「早く病院に連れてってよ〜」という心の声は届かず、職務なんでしょう、一連の情報収集をされました。

救急隊員「吐いた血の量はどのくらいでしたか?」

私「どのくらいといわれても……。流しに吐いたので……。唾液も混じっていたはずですし、実際の血液量はよくわかりません」(心の声:吐いた血液の量なんて、計量カップで受けたわけじゃないんだから説明できませんよ)

救急隊員「何回吐いたのですか?」

私「うーん……。五分かそれ以上か……。回数はわかりません」(心の声:咳き込むたびに口の中に溜まるのだから、何回吐いたかなんて数えられるわけないでしょ。そんなこと病院に着いてからでいいでしょ。それより早く出て、お願い!)

こっちは精神的にはもう卒倒しそうなのをやっとこらえて不安に耐えているのに……。やれやれやっと発車です。わが家から病院までのほんの少しの距離が、どこまで走るのかというぐらい長い距離に感じられました。

救急外来に運ばれたら、救急隊員とまったく同じことを医師から尋ねられました。これには参りました。問診で一週間前に気管支鏡検査をしたことを伝えると、呼吸器科の医師と思われる相手に電話で相談していましたが、戻ってくると、

「溜まっていた血痰が少し多めに出たのでしょう」

といいました。私をぎゃふんとさせたのはその次の医師の言葉でした。

「呼吸器科の医師が朝になったら出勤するので診察してもらいます」

（えー、ＣＴとかで調べてくれないんですかー!!　せめて止血剤でも入れてくださいー!!）結局、ベッドで休むよう伝えられたのみでした。私としてはどこか小さな血管が破れて出血しているのだと思っていましたから、不安で怖くて朝まで一睡もできませんでした。

救急の私の隣のベッドでは、どうやら喘息の発作で運ばれてきたらしき老人が、苦しそうな音を立てていました。その老人の担当医は、何度もベッドサイドにきては、患者に「苦しいですねえ。でも心配いらないですからね」と優しく声をかけたり、家族に治療方針等を説明しています。私のほうはといえば、朝まで看護師も医師も様子一つみにきてくれることはありませんでした。その夜はバタバタ救急患者が運ばれることもなく慌ただしい状

況ではありませんでしたが、トイレに立った私の姿を見ても、向こうのデスクにいる看護師たちは自分たちの会話をやめませんでした。私としては、「大丈夫ですか」、「お変わりないですか」の一言をかけてもらえるだけでよかったのに……。

かたや何度も様子をみにきて優しい言葉を残していく医師。家族に付きっきりで見守られている患者。かたや朝まで存在を忘れられ、たった一人で横たわる私。眠れない頭で私は考えました。この対応の違いはどこから生じるのか、と。私の場合でも、もしも家族が付き添ってきて「血を何度も吐いたんです！」と心配顔で訴えていたなら、対応は違ったのではないかと思いました。このような考えは私のひがみのせいでしょうか。患者はみな公平に扱われるべきですが（重症度による区別はこの場合の差別とは別物です）、それって案外難しいことなのかもしれないと感じ入った一件でした。

さて、翌朝やっと呼吸器科の医師が現れました。CT検査の結果、出血箇所と思われる部位が二カ所に認められました。呼吸器科医の説明では、検査で粘膜がもろくなっていたところに咳の衝撃が加わり血管が破れたのであろうとのことでした。やっと喀血であると認めてもらえ、待ちに待った止血剤が処方されました。はい、去痰剤ではありません！

この救急受診の経験は、医療者として貴重でした。気持ちが届かず不当に扱われたように感じたことについては、もしも私が医療者の立場であったなら、そんなふうに感じるのは患者のほうに問題があると思ってしまうかもしれません。しかし、当事者が不快と感じたらすべてハラスメントであるように、これも同じなのではないかと思います。こうした処遇問題に対して真剣に防止策が講じられなくては、患者満足度は高まらず、患者に選んでもらえる病院にはなれないでしょう。私の考えた防止策の第一位は、第一章でも書きましたが声かけの労を惜しまないことです。今回も、「大丈夫ですよ」といった一声をかけてもらうだけで、かなり心持ちが変わったように思うからです。

次は、吐いた血液量を尋ねるような、適切に答えることが難しい質問についてです。こういう質問が実際はいかに答えづらいかは、血を吐く経験をしてみてはじめてわかったことでした。リウマチ患者としては、医師や作業療法士から「ここは痛みますか」と関節を押さえられながら質問されたとき、やはり答えづらかったのを思い出します。一日の時間帯で症状が変化しますし、関節を動かす方向によっても違います。何もしなくても痛みが浮上してくるのに、押さえられても痛くないといったことがあったからです。そうしてみると、質問内容はさることながら、医療者は質問技術をも磨く必要がありそうです。私は相手の言語化能力や知りたい情報内容等によって、はい・いいえで答えられる「閉じた質問」、自由にその人の言葉で答えてもらえる「開かれた質問」、複数の選択肢から選ぶ質問、「一番痛いときを一〇とした場合、今はどのくらいですか」のような数値化できる質問等々で使い分けるようにしていますが、皆さんはいかがでしょうか。

発病一二年目

●即興演奏への挑戦

さて、ピアノ演奏のことに話を移しましょう。既成音楽の再現（楽譜通りに弾くこと）という枠組みの中では、障害された手で今まで通りに演奏をするのは不可能であることは明白でした。ピアノが弾きたいのに思うように弾けないジレンマと、今まで生きてきた証を否定されたような追い詰められた閉塞感から解放されたいという思い！　そこで、即興にその糸口が見つかるのではないかと、一縷の望みをベイリーと同じ即興演奏に賭けることにしました。

音楽療法で即興を用いる際は、通常クライエントと音楽療法士との共同作業で行います。そこで、私に即興を勧めてくれた指導教員の協力を得て数回のセッションを行いました。

その初回は次のようなものでした。

私は即興演奏の経験がゼロだったので、自分の演奏技術や即興のセンスが指導教員にどう思われるか心配で、緊張した面持ちで初回のセッションに臨みました。即興は相手のリードで進められました。まずは、「白鍵のみをネコになったつもりでこぶしで弾いてみよう」と提案がありました。隣同士の音が混ざるので不協和音になり、相手の和音と合わないのではないかと思いましたが、合わせてみると意外に美しい響きが生まれました。こぶしだと演奏技術は関係ないため、気楽に弾けるのも魅力的なことでした。ネコの気分で弾いているうちになんだか愉快になってきて、無邪気に退行していくのが感じ取れました。

次に、「動く指を動きたい方向へ動かしてみよう」といわれました。

「そうか！　大脳皮質を使ってメロディーを紡ぎ出すのではなく、直感で弾けばよいのだ」

この時点でそう理解しました。思いつくまま弾き出してみると、横からすかさず「ああ、それいいね」と声がかかります。

「これでいいんだ！」

とうれしくなってますます勇気が湧いてきます。そのまま相手の音の表現に注意を向けつつ、それに合わせてみたり自分からリードを取ってみたりして、徐々に即興の調子をつかめだしました。そして最後は長調・短調のような調性のない曲という条件でした。練習の必要もなく、動く指を動く方向に動かすだけでいいという奏法は、非常に新鮮でした。これならば、私のような障害された指でも演奏が可能だと体感できました。しかも、プロの演奏家の協力があれば鑑賞に耐え得るどころか、音楽としての完成度も十分に備わることが私を満足させました。

自分の身体やスピリットから発せられるサインを敏感に感じ取り、自分の身体と対話をしていくと、自分と上手な付き合いができるようになります。即興はそれとどこか似たところがあると感じました。

こうして私はまた新たなステージに踏み出したのです。

第四章

語りの自己解釈

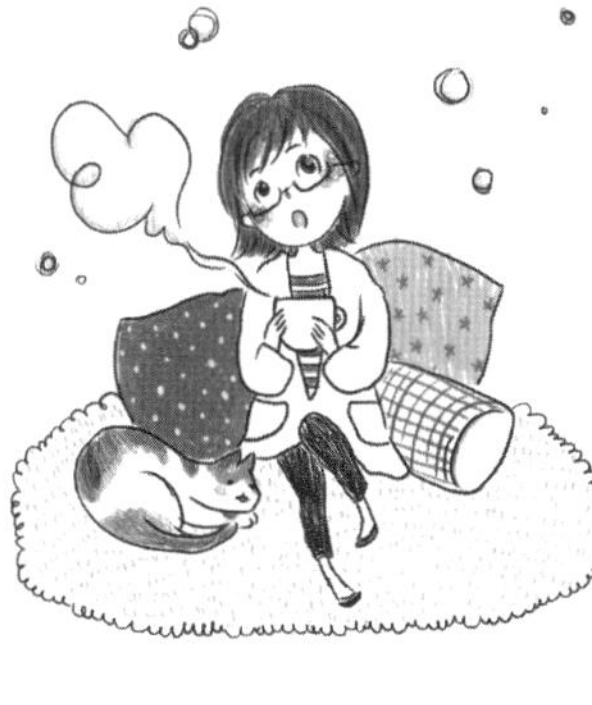

語りを終えて

ここで私の病についての語りはいったん終わります。次はこの語りの解釈をします。しかしそれについて綴る前に、私の不思議な体験について語らないといけません。

「病を巡る語り」は一〇年間の沈黙を破るかのように、ほとばしるように書いたというのが正直なところでした。しかしその後、語りの解釈をするまでに約四カ月の空白の時間がありました。そして再び書きはじめようとしたとき、私の中に大きな変化が起きていることとに気づいたのです。いえ、その少し前からこの変化には薄々気づいてはいました。それはあれほどつらかったピアノが弾けなくなったことが、さほど重大なことではないような、もうどうでもよいような気持ちになったということでした。それを「障害受容」というような大げさな言葉で表現するのは不適切なように思います。障害を受容するための努力などしなかったからです。気がついたらなぜか平安が住み着いていたのです。私が問題から離れたのではなく、問題のほうがいつの間にか遠のいて姿を消していたのです。

他にも記しておきたいことがあります。「すべてはこの病のために狂った」という言葉の通り、私は病に対して強い被害者意識を抱いていました。突然の誤作動が人生のさなかに生じ、どう努力しても立て直しが利かないような状態に陥れられたような感覚でした。何よりも、病は生きがいだったピアノを弾く楽しみを奪ったのですから。ところが、最もこだわっていたピアノ演奏でさえどうでもよくなったら、それに付随して病の被害者意識もいつの間にか消失していたのです。

対人トラブルの被害者という意識に関しては、語りを終えてもなおしばらくは持続していました。ところが語りの解釈を終えるころには、あの出来事さえも「どうでもよくなった」と感じはじめている自分に気づくこととなりました。

なぜ「どうでもよくなった」のでしょうか。もちろんそこには「語ったから」という答えが待っているわけですが、では語るという行為のどこにそのような力が秘められているのでしょう。グッド(1)は、苦悩を物語化することで解体されたその人の生活世界が再構成されるからだといいました。私は少し別の面からこのことを考えてみたいと思います。

注目すべきは、病について語った直後から「どうでもよくなった」のではなく、四カ月の空白の期間の後にその変化が起こったという事実です。では、この空白の期間をどのように説明できるでしょうか。

一つの妥当な理由としては、それが冷却期間あるいは熟成期間としての作用をもっていたということでしょう。普段の会話からでも経験することですが、おしゃべりのまっ最中は感情優位になって、少々コントロールを欠いた状態であまり深く考えずに言葉を発するということがあります。後で冷静になってみると、あのときはああいえばよかったとか、いわなければよかったと反省することもしばしばです。病の語りにしてもそういうことはないでしょうか。私の場合はほとばしるように書いたので、どうしても感情優位になっていたことは否めません。思いつくままに語ったはいいが、語りっぱなしでまったく整理されていない、エントロピーが増大した状態だったといえるでしょう。この冷却期間は、感情という熱によって無秩序に遊離していた原子が、冷却されることで新たな化合物となって落ち着いたようなイメージです。

もう一つの理由としては、自分との距離を広げる作用があったのではないかと思います。これは、語り手は同時にその物語の最初の聴き手でもあるという特徴によるものだと思います。聴き手側に回ることで自らの体験を対象化し、近視眼的な見方から客観的観察が可能となります。それゆえにリフレクション(内省)の奥行きを深めていくことが可能になるのではないでしょうか。

さて、話を元に戻しましょう。その空白の期間の後に冷静な頭になって考えてみれば、ピアノが弾けなくなったことに過剰反応を起こしていた自分に気づくのでした。この過剰反応の根は一〇年間の沈黙の期間に出現し、次第に増殖していったように思います。また、その時期にはまだ病について語ることができなかったため、私の悲しみを表面化させ、人々の同情を得るための最も手っ取り早い方法は、ピアノが弾けなくなったという歪曲されたアピールしかなかったのかもしれません。

語るという手段を得た現在は、

「別にピアノが弾けないからといってこの世が終わるわけじゃあるまいし、大げさに騒ぎ立てるほどのことではない」

といった、力の抜けた感じになっています。喪失体験ばかりに目が行っている間は、このような心情に至るはずもありませんでした。病を巡る物語を綴るという、人生の棚卸しともいえるような大事業をしたからこそ、その後の冷却・熟成期間が意味をもち、結果楽に生きられるようになったといえるのではないでしょうか。

そもそも病の自己物語を書こうと思い立った目的は、病によって失った自己の存在価値を再び取り戻すための手掛かりを探すことでした。しかし、語りを終えた今、人間は病や障害をもったからといって、それらは私たちの存在価値になんら影響を与えるものではないということに気づくことができたことは、うれしい誤算であり収穫でした。

語ること、語らないこと

語りはこの本全体を俯瞰するキーワードですので、このことを語っておきたいと思います。

語りの癒し効果についてはここであらためて取り上げるまでもなく、病の経験者やナラティヴ・アプローチの研究者たちによって広く認められているところでしょう。特に今回の語りのように病の一〇年間を振り返るという行為には、人生の棚卸しとしての意味があったことを実感しています。語ったことが、問題解消へのターニング・ポイントの一つとなったことは明らかです。

私が「病を巡る語り」を始めたきっかけは、博士論文の一部にどうしても当事者研究の一環として自分の病の語りを盛り込みたかったからです。当時の私は、病とそれに不随する苦悩を経験し、まさに嵐の過ぎ去った後のように落ち葉や雑多なごみの数々の吹きだまりのような心理状態の中にいました。私の人生でかつて味わったことがないほどの苦悩の経験の濃密さゆえに息苦しくて、「人生の棚卸しをしたい！」という切実な思いに駆られていたからです。そのための手段として最善だと思ったのが自分の病について語るということでした。

しかし、ここで忘れてならないことがあります。それは、自分の病について語れるようになるまでに、なんと一〇年の時を要したということです。「どうでもよくなった」という心境に至ったのには、語ったことによる直接的な効果以前に、語ることができるようになる時間の経過があったということも大きいのではないかと思います。

病を与えられてから病を巡る語りを終えるまでの経過は、三つの時間単位に区別することができます。

第一期は、語るためのレディネスが整うための一〇年の時間です。この間、私は恩師を除いて誰にも病を抱えた苦しみについて語ろうとしませんでした。理由は単純です。病に関する話題は、常にあの対人トラブルのトラウマをよみがえらせたからです。したがって、語れるようになったという時点で、すでに問題はかなり解決していると見なすことができると思います。

この一〇年間を例えるならば、地中深くに埋められ死に絶えたかにみえた一粒の種が、誰も知らないうちに再生のための芽を伸ばし、ある日突然、土の表面に顔を出したような感じです。つまり、語る前から変化はすでに始まっていたと考えられます。こうしてじわじわと語りに向かう準備が進められていたわけですが、本人さえも気づかないほど、それは密やかに秘めやかに行われていました。土の温もりと水の潤いが種を育んだように、時間のもつ優しさがそれを可能にしたような感じでした。

しかし一方、地中は語りへのレディネスを育てただけではありませんでした。一〇年間の途中に私に降りかかったピアノが弾けなくなるという一事象に伴う悲しみをも、どんどん育てていってしまったのです。このことは、後になって知ることとなります。

第二期は、病の自己物語を語りはじめ語り終えるまでの約一カ月間です。語りはじめる前は、語ることが何をもたらし、どのような展開になるか、まったく自分でも予想がつきませんでした。しかしいざ語り出すと、一〇年間ため込んでいた思いが堰を切ったようにほとばしり出てきました。毎日毎日、時の経つのも忘れて、ため込んでいたものを吐き出しました。

そして最も注目すべき第三期に突入します。これは、病の自己物語を語り終え、語りの自己解釈に入るまでの、語りから離れていた約四カ月間です。この間に、演奏することへの執着が跡形もなくスルッと消え、「どうでもよくなる」という驚くべきことが起こっていたのは先ほど書いた通りです。

語れるようになるまでの一〇年間、いくつかのターニング・ポイントを経験しつつ、そのつど私は変化してきました。しかし、「どうでもよくなった」という、まるで悟ったかのような境地に達するにはもちろん至っていませんでした。それがたった四カ月で、私を苦しめていた胸の奥の塊が、氷が溶けるように溶解して消滅してしまったのです。このことをどう理解すればよいのでしょうか。この四カ月間に何が起こったのでしょうか。

ここからいえることの一つは、語らないことにも意味があり、語らない場合にも何らかの意味のある作業が内側では行われているということです。語ることを奨励するような風潮が心のケア等の場面でよく見聞きされますが、そんなに簡単に痛みの体験を語れるものではありません。ですから、語らないことについても積極的に評価し、語らないことを大事に取り扱うことが重要だと思えるようになりました。

では、どんなときに人は語れるようになるのでしょうか。人がためていたことを語り出すのには、何らかのきっかけがあるように思います。それは期が熟すタイミングであったり、外部から語る機会を与えられるということもあるでしょう。語る以上聴き手がいるということも必要でしょう。たとえばインターネット上での発信も、聴き手の存在があってこそです。私の場合は、主査の先生と、副査の一人でナラティヴ研究を専門とする先生という、熱心に私の語りに耳を傾けてくれそうな聴き手がいてくれたことはとても大きなことでした。このようないくつかの条件がそろってはじめて、人は語るようになるのではないでしょうか。

自分の思いを言葉にするというのは、思いを意識化することです。ある人は心が壊れないために無意識の世界に記憶も感情も思いも抑圧して押し込んでいることもあります。その場合には、一時の臨床的興味だけで不用意に言語化を要求するのはとても危険を伴います。またある人にとっては何でもないことでも、ある人にとっては言葉にすることがとても勇気のいることであったり、自分の胸の内に納めておくべきことだと考えていたりする場合もあります。

「話すと楽になる」、「聴いてもらえただけで楽になった」等、世間でよく耳にする言葉を真に受けて、わきまえなく言語化を促すことは謹んでほしいなというのが患者の私の本音です。治療者は、患者が自分の病について語り出すその瞬間を、耳をそばだてながらもゆったりと構えて待つ姿勢が大切なのではないでしょうか。

もう一つ強調したいことがあります。それは語りは言葉を通してだけではないということです。私の場合、即興演奏は姿を変えた私の語りでした。一〇年分の語りはすべてが即興に向かっていったといっても過言ではないかもしれません。この即興への挑戦こそが自己物語のクライマックスであったように思われるのです。

作業活動の自由度が高くなればなるほどその人の無意識が作品に投影されやすいというのは通説ですが、作業活動をその人の「語り」と考えたことは正直ありませんでした。すべての作業活動がそうとはかぎりませんが、ある種の芸術表現活動にはそういった要素が含まれている可能性が高いと考えると、その人にとってその芸術表現がどのような意味をもち、それを通して何を語っているのか、その患者の説明モデル（後述）を汲み取る大切なヒントや本音が隠されていることを新たに発見できるかもしれません。

語りの自己解釈と私の主張

ホワイト[2]はナラティヴ・セラピーのアウトラインで、人生の経験に意味を与えることができるのは解釈行動（interpretive acts）を通じてであるとし、語りの解釈を重視しています。また、ナラティヴ・ベイスト・メディスンを提唱し、『病いの語り―慢性の病いをめぐる臨床人類学』（誠信書房，一九九六）の著者としても有名なクラインマン[3]も、病の語りという臨床的な方法論の本質は、共感的傾聴、翻訳、解釈にあると述べています。私の病の物語も解釈をしてはじめて意味をもち完成をみることになると思いますので、病の語りの自己解釈を試みることにしましょう。

解釈にあたっては、クラインマン[4]が語りの解釈にあたって用いた「説明モデル」という概念を用いました。このモデルは患者や家族や治療者が、ある同じ病について語った際のそれぞれの立場からの病のとらえ方のことを意味します。たとえば、医師の説明モデルでは、病はあくまで「疾患」であり、生物学的かつ実証科学的な見方でとらえることが多いでしょうし、患者の説明モデルでは、たとえば痛みのために家事ができなくなって困るというような、体験を通した生活の文脈の中でとらえるかもしれません。患者は患者の、医療者は医療者の説明モデルで会話を進めるとき、両者はいつまでも平行線をたどり、医療者が患者の世界観に立って相手を理解することはできません。そのため患者側にいらだちや不満が生じることが多いのです。

クラインマン(5)は、説明モデルをもとに解釈することによって、その人がその病の本質や原因やその経過等々をどのようにとらえているかが解き明かされるという点を強調しています。また、説明モデルは人生の経験という文化的な流れを表現したものであり、実際的な行為を正当化するものとしてとらえられること、言葉として表出されない部分を含み、矛盾や内容の変更もみられるという特徴をもつことを示しています。

ところで、この作業の過程で私は自分の語りを何度も読み返すことになりました。そしてそのつど、聴き手である私は語りを通して語り手の私に応答します。以下の文章は、その相互作用の中で解釈そのものも変化していき、そこにまた二人の私の語りが追加され、さらに研究者としての私の考察が加わり、どれかの私（あるいは総括された私）が主張するという、実に複雑な展開がなされているということを理解していただけたらと思います。

語りは生き物なので、じっとさせておくことができないのです（笑）。

●二つの説明モデルの混在

私は患者であると同時に医療専門職でもありますが、語りに際して医療者としての自分は意識してはいませんでした。ですから、私の語りは基本的には慢性の病をもった患者の説明モデルになるはずでした。ところが、自己物語から「痛みに耐える（発病七年目）」を取り出し一文ずつ分析したところ、患者の語りだけでなく、医療者としての声がかなりの割合で混在していることが明らかになりました。語り手が両方の立場をもつ以上、それは当然といえば当然の結果ですが、私の語りの特徴点であるとも思います。

患者が医療者の視点を取り込んで語ることは、診察室の中や闘病日記の類ではよく散見されます。しかし、私の場合は医療者の視点を患者の私が取り込んでしまっているのではなく、それぞれが独立した個々の立場で語っているように思われます。語りが両者の間を行きつ戻りつしているといったらよいでしょうか。語りを詳細にみていくと、両者の二つの説明モデルの乖離がみえてきます。これは、クラインマン(4)の指摘した「相反する説明モデル」が、同一人物の中に表れている状態といえるでしょう。

通常、患者は患者の説明モデルで、医療者は医療者の説明モデルで会話を進めるとき、両者はいつまでも平行線をたどり、医療者が患者の世界観に立って相手を理解することはできないとされています。そのため患者側にいらだちや不満が生じることが多いのです。では、ここでの語りの場合はどうでしょうか。

前述した「痛みに耐える（発病七年目）」からの内容分析によると、まず、患者としての説明モデルは、痛みやつらさに関する内容が大部分を占めていました。その他にも、治癒への希望を捨て切れない思いと、ピアノが弾けたことについての語りが認められました。ここでの患者の説明モデルの特徴は、概して直接的に感情を吐露することなく、抑えられた表現で事実を叙述する傾向がみられたということでした。

一方、医療者としての説明モデルは、専門用語を使い、あたかもカルテに記載するような客観的態度で、医学的データを淡々と語っていました。時に医療者の言葉が患者の側に立って発せられたと考えられる箇所がありましたが、こうした例外を除いては、相手を全人格的に理解しようとする姿勢や、共感しようとする態度をみることはできませんでした。

両者の説明モデルを比較検討すると、以下の三点がみえてきました。

まず一点目は、患者と医療者という二つの語りの独立性です。これは語り手が二人いたともいえるし、自己の二重化の変形例ともいえるでしょう。医療者としての私は、患者である私の思いを説明しきれていませんし、逆に、患者の私のほうも、医療者の私の説明に同調しそれを受け入れようとしているのですが、肝心の本音はほとんど語っていないのです。そして、医療者による生物学的データの提示にも関わらず、患者の私はまだ希望があるかもしれない、治るかもしれないと考えているのです。もちろん両者に交流はあり、歩み寄ろうとする姿勢もみられないではないのですが、実際はそれぞれの立場を固持しようとしているように映ります。

二点目は、このような「相反する説明モデル」のすべてが問題であるとはかぎらないということです。医療者からの理性的な見解やデータの提示があればこそ、患者の現実検討力を促して過剰な感情の一人歩きに歯止めをかける抑止力となったり、偏重な思い込みに対するリフレーミングや認知の歪みを修正する効果が期待できるからです。

三点目は、立場の異なる二者間においては、説明モデルの一致は容易ではないということです。たとえば患者の説明モデルを黒、医療者のそれを白とした場合、両者を結ぶ空間は互いが交じり合い歩み寄りをした結果としてのグレイ（ゾーン）になるのではなく、黒と白のマーブル模様になるというイメージととらえたらよいでしょうか。あるいは油と水を混ぜた場合に、一瞬混ざりはするがすぐに二層に分かれてしまうイメージでもよいでしょう。

今回のように、患者の私は医療者の私の語ることに耳を傾け客観的に病をみつめようとしてはいるのですが、いくらみつめても先行きのみえない不安を感じたり、奇跡的に治るのではないかと希望を抱いてみたりと、自分の基本的説明モデルから離れることができないことが示されています。一人の人間の語りにおいてさえこうした相容れない落差があるのですから、ましてや他人である患者と治療者の説明モデルが一致することがどんなに困難なことかおわかりだと思います。

だからこそ、この相容れられないと思われる両者が、語りを通して相互交流を繰り返していくことが必要で、それが自己への問いかけを生み、語りを変態・進化させ、相手の病のとらえ方を理解する唯一の方法になるのではないかと思うのです。

●克服のナラティヴからの自由

説明モデル以外にも、興味深い点を見いだすことができました。今度はそれについて書いてみたいと思います。

最近の障害学や社会学では、“overcoming narrative”“conquering narrative”という概念が紹介されています。[(6)(7)(8)] 訳せば「克服のナラティヴ」ということになるでしょうか。簡単にいえば、「病や障害は克服すべきものという当事者の語り（考え）」ということになります。たとえばラーナーらは、ベートーヴェンの伝記ではじめて、難聴に打ち克った作曲家という「克服のナラティヴ」が創始されたことを指摘しています。それ以降このナラティヴに沿って数々の音楽家の伝記が書き記されるようになったといわれています。

障害の克服は当事者にとって意味のある面ももちろんありますが、社会的に尊ばれ社会からの要求ともなりやすいという一面もあります。病や障害を乗り越えて明るく強く生きるべきだという暗黙のメッセージが、私たちを取り巻く社会（家族や職場を含む）には蔓延していると言ってもよいでしょう。医療現場ももちろん例外ではありません。表層では「障害者に優しい社会」をスローガンに掲げていたとしても、ふたを開けてみたら「弱さを排除する社会」である危険性を大いにはらんでいるのです。

克服のナラティヴが当然のように前提と考えられてしまうと、克服のナラティヴが無意識に障害者自身によって取り込まれ、「障害があっても立派に生きる」という障害者役割を増幅させてしまうことにもなりかねません。これは障害者にとって大きな負担になる場合もあるとはいえないでしょうか。

話を私のことに戻すと、人前では弱音を吐くことなく前向きに生きていかなければいけないというようなことを、私も無自覚に考えていたようです。つまり、私自身もまた多くの患者と同じように、いつの間にか克服のナラティヴに取り憑かれていたことに気づかされたのです。それは取りも直さず、「障害は受容すべきだ」というもう一つのナラティヴへの導線ともなるものです。

ですから、この克服のナラティヴから自由になることは、病や障害と楽に共存するうえでのキーポイントになるのではないかと思います。たとえば、ギタリスト、デレク・ベイリーの障害への向き合い方、いえ、というより障害に向き合わなかった生き方にふれた後の私は、「障害≒悪いもの」だから克服しないといけないという呪縛から解放され、同時に「障害受容」等という概念からも解放されて、ふと気がつくと楽になっていたことを思い出します。

克服のナラティヴから自由になることは、障害に関わる「意味づけ」から自由になることにもつながるように思います。人は何か到底受け入れることのできないような試練に見舞われたとき、そこに何らかの意味づけをして自分を納得させようとする傾向があります。後に出てくる「病の意味」のところにも書きましたが、病の経験者たちも、また哲学者たちも意味づけの重要性を説いています。しかし、私はあえて意味づけをする必要はないと提唱したいと思います。

では、納得するために人間が本来的に意味づけを希求してしまう存在であるとしたら、どうしたら意味づけから自由になれるのでしょうか。

私自身も、自分に降りかかった病の意味を探ろうとした時期が少なからずありました。ところが、途中から私は病の意味を探求することを放棄したのです。理由は単純でした。一つには、意味がわかったところでリウマチの痛みやうつから楽になれるわけではなかったからです。

もう一つの理由は、「神の摂理」と考えたからです。

「それって、『神の摂理』という意味づけをしたということではないんですか」という声が聞こえてきそうですね。摂理とは、「神が人の利益をおもんぱかって世の事すべてを導き治めること」（広辞苑）という意味です。摂理として与えられた病ならば、一被造物にすぎない私はそれを静かに受け止め受け入れるしかありません。それは意味づけなどといった人間の想像／創造物を超越したものであり、人間の立ち入る隙もない次元のことなのです。

これは私の場合の話ですから他の人に当てはまるかどうかはわかりませんが、放棄してみると、「どうしてこんなことが私の身に起きなくてはいけないのか」という理不尽な思いから解放され、自由の身になったように感じました。いつの間にか意味づけの奴隷にもなっていたようです。

さて、以上いろいろ書いてきましたが、人はともすればこういった「克服のナラティヴ」も含めた「納得のナラティヴ」をどこかで強力に求めていて、その欲求の強さはわれわれの想像をはるかに超えるほどのものなのかもしれません。このように考えると、いわゆる障害受容理論も、「克服のナラティヴ」も、すべて「納得」という意味づけをするための道具であったように思えます。

ここでの主張は、「克服のナラティヴ」や「納得のナラティヴ」や「意味づけ」が悪いものであるとか無意味だといっているのではありません。ある人々にとっては、それらは自己を支える拠り所となることも確かです。また、語りや即興演奏にかぎらず、「克服のナラティヴ」も「納得のナラティヴ」も、そして古典的な障害受容理論でさえも、なんらかの意味づけがもたらす脱感作作用としての意味があったと想像できるからです。

それにしても、障害受容理論がその後の検証で批判にさらされていることは皮肉なことというほかありません。というのも、これらの理論では私だけでなく他の人々も納得できなかったのですから。

●合理化することの意味

「もう二度と昔のようには弾けないであろう」

この身の置き場のない喪失感こそ、私がピアノを弾くことにこだわり続けた核ともいえる原因です。喪失感というのは、さっきまで自分の手の中にあったはずのものがスルリと指の間からすべり落ちていき、いくら目を見張っても掌の中に何も見つけられないような状態に似ています。あきらめるしかないのですが、簡単にあきらめきれるものではありません。

あるとき、ここに「逃がした魚現象」（私の造語）が起きていることに気づきました。フロイト[9]は「悲哀の仕事」の心理過程で、失った対象への「執着」が高じると失った対象への「理想化」が始まることを指摘していますが、まさにこの現象であったといえそうです。失ったものは実際の大きさより大きくなるのです。また、ただの雑魚にも関わらず鯛でも取り逃がしたような気になったりもします。釣果では魚の大きさは魚の価値に直結するため、とてつもなく大切なものを失ったような過剰反応がそこに呼び起こされたと考えられます。それによりピアノを弾くということの価値が増幅されてしまったようです。喪失感が失ったものへの執着を生み、さらに私から合理的思考を奪ったといえます。

論理療法や認知療法はこのような非合理的思考を意識的に修正する治療法ですが、このように反応性に高くなっていた遺失物の価値観や喪失による悲愴感を平常レベルに下げ、論理療法等と同じような効果を生んだのは、語ったことの要素が大きかったと思います。つまり、語りには合理化を促進する作用があるということがいえるのではないでしょうか。そして、ここに語りの意義があるということがみえてきます。

病の意味

第五章でも述べますが、医療、特に医学界においては、生物医学的モデルの影響下でエビデンスの重要性ばかりがもっぱら強調され、患者が病にどのような思いをもち、意味づけをしているのかといった主観的意味世界にはあまり注意を払ってきませんでした。全人的に人をとらえる作業療法では比較的取り上げられてきたとは思いますが、さらに発展させていく必要を感じています。たとえば少し広く目をやると、世の中は構築主義の影響を受けて、病の意味論や物語論あるいは現象学等にスポットライトが当てられるようになって久しくなります。そのような社会の潮流に目を向けることなく、狭い自分たちの世界だけでいまだにエビデンスのみに注目しているとしたら、それは見当外れというものです。というのも、患者の真のニーズは、ただ病が治ることだけではないからです。

同じ医療といっても看護学や医療社会学、医療人類学等では病の意味論に高い関心が示され、多くの研究者がこのことを取り上げています。また、患者自身の手による病の物語ではしばしば病の意味づけが綴られています。医療人類学ではクラインマン[10]が、どのようにして病の意味が生成されるのか、どのように文化的価値や社会的関係が身体と疾病の経験を形づくるのかを示すことを試みています。特に、慢性の病における個人的意味と社会的意味は、病を理解するうえでの中心となると述べています。さらに、病の意味を理解することは夫婦や家族、友人、治療者といった限られた人間関係の中で行われ、病によって伝達される意味によって症状は増幅したり減衰したりすることがあり、治療が妨げられたり促進されたりするといっているのです。

マーフィー[11]も病の意味を見つけることの重要性を説いていますし、看護の世界ではトラベルビー[12]が、看護師は患者がその病に対して納得できるような意味づけができるように支援する必要があると述べています。

このように書いてくると、「克服のナラティヴからの自由」で述べたこととの論理的矛盾を指摘されそうですが、ここではその人固有の病の意味づけを患者の説明モデルという視点から考えてみることが重要ではないかと思ったからです。それは、よりよい患者-治療者関係を築くためには、患者の説明モデルに医療者が気づき歩み寄る姿勢がどうしても必要だと考えるからです。

近代医学は死も病もすべてを「悪」や「悲劇」として敵対視し、その征服に第一義を置くようになりました。社会や個人における病のとらえ方も影響を受けました。生と死は人間の業を超えた超自然的なことであり、生きていれば病にも罹ります。そこに医学が参入し、特に健康至上主義（healthism）が浸透した現代社会では、こうした病の本質までもが変化してしまったようです。医学の恩恵を受けている一人として、医学自体を否定しているのではありません。そのあり方に疑問を感じているだけです。現代人は、私たちの命を背後で動かしている超自然的な存在を忘れて、死に対しても病に対しても謙虚さを失ってしまったように思います。

病は決して忌み嫌うべきものとはかぎりません。病をもつことは、人間という存在の悲しみやはかなさについて考え、同じような艱難《かんなん》の中にある人へのまなざしを変え、人生の奥深さを感じ取ることのできる人間へと成長させてくれる機会となる場合もあるからです。

フランク(13)は病を祝う言葉を探そうといっていますが、ごまかしではない心からの病の賛歌を歌える日は必ずやってくると信じます。鍵は私の外側にではなく私の手の内に握られているのですから。

第五章

病院というところ

患者の立場になってみて、病院という場所に潜むいろいろな事柄がみえてくるようになりました。ここでは患者の私の目線からみた病院という場で展開されるさまざまな事象について、複数の角度から綴ってみたいと思います。

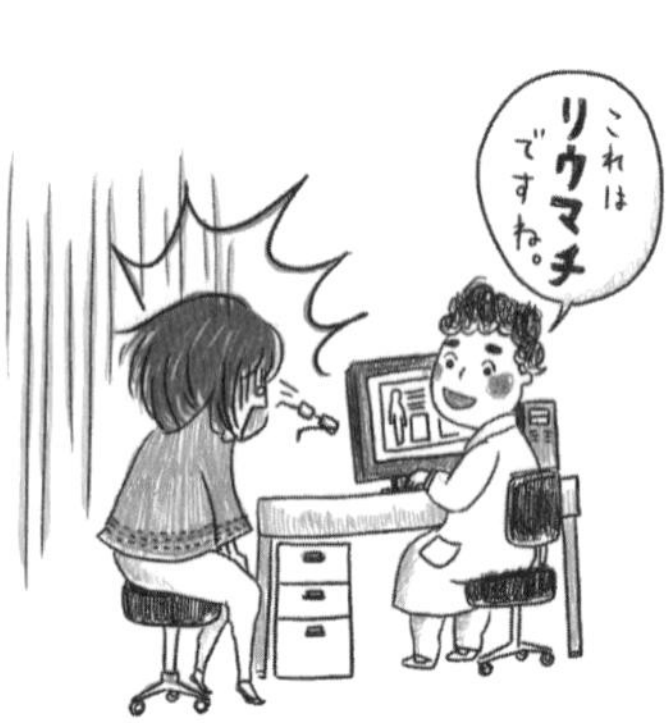

医師の言動

患者の私が一番多く接した医療人は医師でしたので、その言動からいろいろなことを感じる機会も当然多くなりました。ということで、ここでは医師の言動にまつわるエピソードをいくつか紹介したいと思います。

前にも書いたように、リウマチの診断が私に正式に告知されたのは、膠原病の発病から六年目のことでした。加藤先生は折をみては膠原病の合併について説明し、リウマチについてもそれを否定しつつも念のためにと、五年目から抗リウマチ薬を処方してくれていました。リウマチだけは避けたいと願っていることを、先生は普段の会話の中から十分に察知してくれていたようです。そのため、心の準備はさせつつも、告知の時期については慎重にタイミングを計ってくれていたのだと思います。そこに先生の深い配慮を感じることができました。

これに関連して、忘れられない残念な出来事もありました。加藤先生からまだリウマチの告知がされていないある日のこと、代診医の診察を受けることがありました。その医師はベテランに部類される人でしたが、はじめての患者の私に向かって、いとも簡単に「これはリウマチですね」と軽率にもいってのけたのです。また、同じころ紹介されて受診した整形外科の医師からも、「一度破壊された関節は治りませんね」と、まるでマニュアルを読むかのような他人事口調で言い渡されてしまいました。

この二大事件（！）で、まったく無防備な状態のときに不用意に発せられた医療者の言葉が、意識という関所をいとも簡単に通り越して、ドスーンと潜在意識へ強烈に入ってしまったことを体感しました。潜在意識、つまり意識的な操作が及ばない領域へ落ちてしまった言葉は、取り除くのはとてもやっかいなことを学問的にも経験的にも知っていました。

「これはまずいことになった」

とクライシスを直感した私が取った行動は、二回ともすぐさま加藤先生に連絡を取り実情を訴えることでした。すると、先生はすぐに申し訳なかったと謝ったうえで、「現段階でリウマチと断定はできない」、「人間の体には自然治癒力というのがあって、どんな場合にもそれは起こり得る」と説明し励ましてくれました（生物学的製剤による破壊関節の修復の報告は、このときはまだ発表されていませんでした）。この加藤先生の言葉によって、潜在意識に根づきかけていた否定的な言葉はかろうじて離れていってくれました。

さて、その後、生物学的製剤の導入を機に、リウマチの専門医で生物学的製剤の使用実績をもつ森口先生に主治医を替わったことは前に述べた通りです。森口先生は導入にあたって、二時間以上の時間を特別に取って、数種類のデータを提示しながら細かく説明してくれました。こちらの質問にもていねいに答え、治療選択を悩んでいたら、

「僕はいつもこの患者さんがもしも僕の家族だったら、（自分はどういう治療選択をする

だろうか）と考えることにしているんです」

と言います。そのときも、「もしも田中さんが僕の家族だとしたら、生物学的製剤を使いますね」と答えてくれました。森口先生は患者の不安を一つひとつ取り除いてくれるような信頼できる良医でした。患者にとって主治医の善し悪しは、人生を左右するくらい重要なことですね。

前述しましたが、ちょうどそのころの私は病に伴う苦しみや不安を誰かに聞いてもらいたいと切実に願っていました。それを新しい主治医に求めましたが、ナラティヴ・ベイスト・メディスン等、大病院の外来事情の中では所詮無理なことでした。そこでせめて診察室を出るときに、「大丈夫ですよ。必ずよくなりますからね」と、（嘘でもいいから）回復への希望があることを保証して送り出してほしいとお願いしたことがあるのです。たったその一言のお願いでしたが、私の要望が通ったのはその日だけで、次回からは再び習慣化された言葉で、「はい、もういいですよ」と言われました。これは森口先生の口癖だとわかっていても、私はこの言葉の響きが好きになれませんでした。患者というのはやけに敏感になるところがあるもので、これをいわれるたびに、もういいので早く出ていってくださいといわれているように感じられたのです。

森口先生のように親身になって治療にあたってくれる優れた医師であっても、患者の語りに耳を傾けるということは、ましてやその奥にある思いを感じ取るということは、相当に難しいことなのだと気づくに至った一件でした。

ちなみにどの医師も患者を送り出すときには、ほぼ習慣化されている言葉があるようでした。呼吸器の主治医は「はい、はい、お大事にしてくださいい」といたって普通。血液内科の超多忙の医師は、優しい物言いが診察室の中から廊下に漏れ聞こえてくるのですが、最後はどの患者に対しても「はい、お大事に〜」の後、なぜか「どうぞ、どうぞ……」という言葉が続きます。もちろん私のときも。「どうぞ」の後の発せられない言葉は、きっと「早くお帰りくださーい」に違いないと思ってしまう私でした（笑）。

習慣化された言葉は恐ろしいなと思います。無意識に、何の疑いももたず発せられる言葉だからです。診察室を送り出されるときのこうした患者としての経験は、作業療法士としての私に、毎回の患者との出会いと別れの際の声かけを、今一度振り返させてくれる機会となりました。

こんな素敵な経験もありました。入院していたときのことです。一回目と二回目の入院中の主治医だった大山先生はまだ年若い女性でしたが、日曜日まで毎日部屋に顔をみせてくれました。私からは何も話していないのに、ストレスが多いことを察してくれて、静かなカフェや温泉を紹介してくれたり、共通の話題である〝ネコ〟の雑誌を持参してくれたりしました（私と同居していたネコは、入院中両親のもとに預けていたため、どうしているかと気になったり寂しい思いをしていたのです）。その態度からは、治療者ではなく、傍らにいてさりげなく気遣ってくれる友人のような優しさを感じました。私も患者然とする必要がなくなり、ほっとリラックスできました。患者‐治療者という明確な役割分けではなく、少しそれを緩めたところに、いい按配の関係が成立するようにも感じます。

最後にこのエピソードも紹介しておきます。

その後の入院で大山先生とは違う主治医に変わったときのことです。その医師はいつもにこやかに病室に入ってきて、応対も笑顔でしてくれるのですが、何かが大山先生とは違いました。

「なんなんだろうなぁ、この違いは」

あるとき気づきました。病室を去ろうとドアに向かって歩き出した主治医の後ろ姿を見送りながら、「あ、心はもう別のところに行ってるな」と直感的に感じ取ってしまったのです。さっきまでの笑顔はすでに消え、後ろ手でドアを閉めて出ていかれました。

「医者は心をその病室に残していくぐらいのつもりで出ていってほしいなぁ」、「せめて、病室を出るまでは私のことを考えていてほしいなぁ」なんて考えるのは、わがままな要求だとも思うのですが、それでも思ってしまう私でした。かくいう私も、医療者としては多忙ゆえに、ついこの主治医と同じような対応をしているに違いありません。

しかし患者になってみてあらためて、患者というのは医療者の言動にはかなりナーバスな感覚で目を光らせている（笑）ことを知りましたし、このことは肝に銘じておいたほうがいいなと思いました。なにしろ、患者は医療者に命を預けているのですから（ナーバスになるのは当然ですよね）。

エビデンス信仰

少し固い話になって恐縮です。その昔、一七世紀に西欧に起きた科学革命の基本理念を支えたのは「機械論的哲学」であったといわれています。近代から現代の科学的人間観によれば、人間は高度にシステム化された複雑な機械であるということになります。機械論的哲学の影響を受けた近代の医療技術は、治療の必要な生体をあたかも故障した機械の部品を交換したり修理したりするように扱うようになります。なんだかＳＦ映画の世界のようですがこれは事実です。その結果、人間のもつ神秘性や個としての尊厳が無視され、一つの「部品」とみなされる危険性が生じてきたと平山[1]は述べています。

その後、一九世紀になると「特定病因論[2,3]」が生まれ、近代西洋医学の基本になっていきます。これは「一つの病気にはそれに対応した一つの原因がある」という実にシンプルな因果関係によって立つ理論です。その成立には、クリミア戦争等の戦争が頻繁に起きていた近代ヨーロッパの社会文化的背景が影響していました。負傷した兵士の傷口には消毒をして止血するという原始的なところから始まり、がんが見つかれば外科的処置によってがん細胞を切除し、感染症には薬物によってその元となる菌やウイルスを撃退すれば治るという説です。

しかし、現在の医療の対象は急性疾患中心から長期のケアを必要とする慢性疾患へと移行し、半生を病と共存しなければいけなくなりました。食事療法や運動療法等、生活全般の見直しと自己管理が求められ、医師が薬を処方したり外科的手技で切除したりするだけでは不十分となってきています。このようにストレスや生活習慣等が病因に影響を与える複雑な状況には、特定病因論では解決できなくなっているのが事実です。つまり、「不特定多数病因論」のような考え方を導入する必要があるのです。そうなると、どうしても「その人」の個人的性格傾向や病のとらえ方や生活背景等を知らないことには、もはや医療そのものが成り立たなくなっているのは明らかです。

このような状況にも関わらず、世界の主流な医学雑誌等をみるかぎり、ナラティヴなどどこ吹く風か的に、エビデンス信仰が今なお医学界全体を侵食しているといっても言い過ぎではないほどです。エビデンスが明確でない研究は研究にも値しないくらいの扱いですし、医学会で患者のナラティヴなどを取り上げようものなら、一笑に付されて誰も取り合わないでしょう。いえ、その前にそのような研究は科学的でないという理由で採択されないと学会の理事をしている医師から聞きました。

そして、相変わらず患者は、たとえば「がん患者の……」のように患者集団として扱われ、研究発表における症例は匿名性の保障という倫理の法則の中に個人が埋没されています。患者の私たちが望むような全人的医療の定着や個人の尊厳の回復は、まだまだ先のことになりそうです。

病院という海外

一般の人にとって、病院に行くということは「海外旅行に行くのと同じ」くらい訳のわからないことのようです。確かに医療職である私でさえ、病院に行くと迷うことばかりです。

特に大病院の場合、検査の場所が散在していて、広い病院内でそれらを探すのは大変ですし、迷って行ったり来たりしているとそれだけで疲れてしまいます。事実、病院内で場所がわからず迷っている人はよくみかけます。受診のシステムも病院によって違いますし、場合によっては科によって違ったりもします。やっと診察室に入っても、今度は医師が無意識に使う専門用語や略語がわからない。まさに海外旅行です。

ところが、事務職を含む病院関係者のほとんどは、人々が右も左もわからない海外にきているように不安で困惑していることに気づいていないようです。そのことを知るだけでも、私たちの対応を変えることができるのではないでしょうか。

そして、これは医療教育の課題でもあると思います。現在の教育システムでは、外来受診だけではない病院にまつわる患者の苦労の具体的実情については、個々人が想像力を働かせて気づかなければいけないのが現状です。そこにはおのずと限界がありますし、想像力の長けない人もいます。医療教育では専門知識と技術の教授に手いっぱいですが、患者の苦労を系統立てて教える「患者行動心理学」のような学問領域も必要なのではないでしょうか。

ともかく、病院が訳のわからない海外にならないために、人々が安心して旅を任せられるツアー・コンダクターのような存在でありたいと願います。

家族という神話

昔、研究の一環で、膠原病でありながらステロイドが不要になった患者にインタビューしたことがあります。自営業のその方は、社長夫人として忙しくも元気に働いていましたが、突然全身の関節痛に襲われ歩行不能になります。夫に連れられてやっとの思いで受診したところ、即入院を言い渡されます。寝たきり状態での入院でした。しかし、その気丈な女性は、「クリスマスまでには、絶対自分の足で歩いて帰る！」と決心をしたそうです。

そんな彼女のために夫はいろいろ調べて、自然治癒力を高めるために有機野菜と果物を使ったジュースを毎日持参するようになります。それから彼女は医師に掛け合い、歩けるようになるためにリハの開始を頼みます。医師はまだそんな時期ではないとなかなか首を縦に振ってくれなかったそうですが、結局彼女の熱意に押し切られるようなかたちで理学療法の処方が下りたそうです。リハの時間以外にも自主的に廊下を歩いていたので、病棟では医師のいうことが守れない困った患者にみられていたに違いないと、苦笑していました。

しかしその結果、なんと彼女が願った通り、めでたくクリスマス・イヴに杖を使いながらも自分の足で歩いて自宅の門をくぐることができたのです。それがどんなにうれしいことであったか、話をしてくれながら彼女は涙を浮かべていました。その回復ぶりには医師たちも信じがたく、目を見張ったそうです。

彼女は退院して何年も経ったそのときも外来受診を続けてはいましたが、杖をつきながらも毎日元気に仕事をしているそうです。こういう病気ですからもちろん症状の波はあるようですが、それでも彼女の顔は生き生きと輝いていました。彼女は、話を続けます。「夫の支えと協力がなかったら、私一人では到底頑張ることはできなかった」と。

この話を聞いていろいろ思うところがありました。夫の支えという部分です。闘病と家族の支えというのは、闘病記では必ずといってもよいくらいに登場するナラティヴです。シングルの私には、家族の支えというのは期待できないだけに憧れでもありました。私の語りの中にも、一人じゃ耐えられないというような記述があります。

では、家族がいないと本当に耐えられないとかというと、もちろんそういうわけではありません（笑）。家族の支えがあったからこそ（闘病に耐えられた）というのは、人々によってつくられたナラティヴであり、神話であるともいえます。この神話説はいろいろなところで語られているのでここでは詳細は省きますが、私たちは神話が好きだということは間違いなさそうです。確かに、家族に支えられるというのは実に麗しい神話ではありませんか。だからこそ、それを手に入れられない自分が孤独で本当に寂しく感じたものでした。

今になってみると、半分の私は、神話に振り回されて余計にしんどい思いをしていたなぁと思っています。今の日本には独居老人もシングル女性もかつてないほど増えていますし、家族がいても家族に支えられるどころか、疎まれたり支配されたりして、その関係は複雑をきわめています。けれど、もう半分の私は、まだ家族という人間のつながりへの憧れを捨て去ることができません。いいえ、熱望しているといってもいいでしょう。

そして、それでも考えてみるのです。もうそろそろ本気で家族神話を手放さないといけない時期にきているのではないかと。これは患者だけでなく医療者もそうだと思います。でないと、一人（物理的に一人でなくても心理的には一人ということも含めて）を余儀なくされている人たちは、闘病という厳しい中にあって、救われようがないではありませんか。これは一人で病に耐えた私の実感です。

人々の手によってつくられたものは、人々の手によって消し去ることもできるでしょう。私が「優しいご家族がいてお幸せですね」と患者に話しかけている傍らで、寂しい思いをしている別の患者がいるかもしれません。まずは私が神話を手放すこと！

家族の支えがあってもＯＫ、家族の支えがなくてもＯＫ、ですよね。

第六章

病を抱えて社会で生きるということ

私は自分が患者になってみてはじめて、「患者」と呼ばれる人たちを同じ目の高さからみることができたと実感しています。患者と治療者は対等だとかよくいわれますが、それは理想論であって、実際には治療者が患者をみるとき色眼鏡でみてしまったり、目を凝らしてもどうしてもみえてこないものがあるということを悟ることができたように思います。患者になってみると、なるほど社会の風当たりのきつさも感じましたし、日々の生活の苦労も体を通して直接味わうことができました。

ここではそんな素敵な経験のお裾分けをしてみたいと思います。

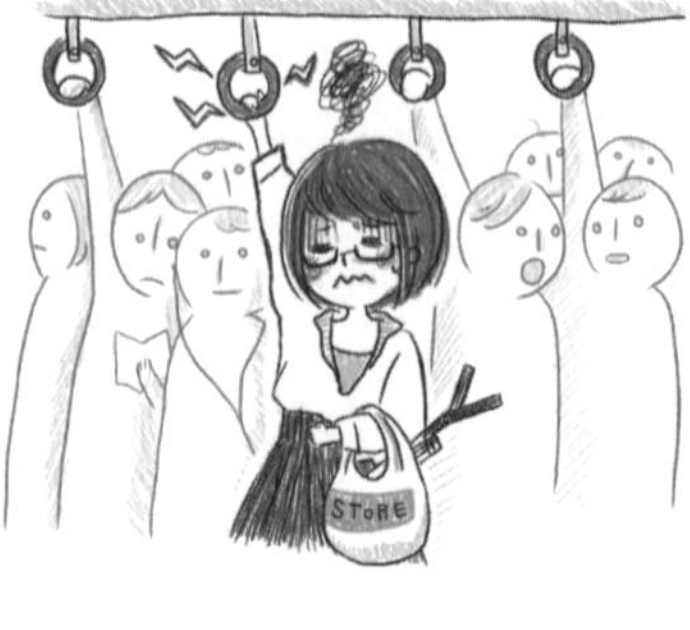

患者役割、医療者役割

私は病によって生活に支障をきたしながらも、幸い職業を得たまま今日まで働いてくることができました。しかし、特に生物学的製剤によって症状がコントロールされるまでの長期間にわたって、弱い体を抱えて患者として社会で生きることの苦労を味わってきました。そこで、ここでは社会学者であるタルコット・パーソンズ[1]の「患者役割」を手がかりとしながら、私が感じる患者役割と治療者役割について語ってみたいと思います。

ご存じのように、パーソンズの「患者役割」については、研究者と患者の区別に関わらず批判の声もあちこちから聞かれます。たとえば患者のみによくなることへの責任が押しつけられていること、患者を社会から締め出そうとしていること等です。

社会が患者に強要する役割の一つに、「いつも明るく前向きであること」というものがあります。病によって卑屈になったり落ち込んだりしてはいけないのです。そこで問題になるのは、それを求められるのが一般社会や組織だけでなく、病院の中でもそういう暗黙のプレッシャーを患者たちが感じているという点です。病人には病に伴う痛みや医療者の態度に対する不満、治療に対する疑念の他にも不安、恐怖、怒り、抑うつ等、さまざまな身体的苦痛や否定的な感情が次々と訪れます。しかし、そうした病ゆえに感じる苦痛について表現する機会が、病院の中にはほとんど与えられていないように思います。

これをもっとシンプルに表現すると、「病人は病院では病人でいることもできない！」という、まるで笑い話のような皮肉なパラドックスが成り立ちます。ポジティヴ、ネガティヴに関わらず、いろいろな感情をもつのが人間の自然な姿というものですが、ポジティヴな感情はＯＫだけどネガティヴなものはたとえ心に浮かんできても表出するのはタブー、といった空気が病院全体に漂っているとしたら……。

事実、入院中私がみた患者は不思議なくらい皆「いい人」たちばかりで、世話をしてくれる看護師には、いつも笑顔をつくって「すみません」、「ありがとう」を連発し、愚痴をこぼしたり不安や恐怖を訴える人などいませんでした。カーテンの向こうで声を押し殺して泣いていても、看護師や医師の前では明るく振る舞っています。同室の患者は、私にははじめて受けたＭＲＩ検査が怖くて怖くてもう二度と受けたくないと、こちらが気の毒になるくらい悲愴感を漂わせて訴えていたのに、医師から経過をみるために再検査の話があったとき、

「えー！　先生、またあの検査やらないといけないのー！　もう勘弁してほしいわー」

と、本心を隠して冗談っぽく笑いながら答えていました。

患者は、患者同士でも医療スタッフの前でも「いい患者」を演じたがるもののようです。病がたとえ深刻であっても、明るく前向きに病に打ち克とうと努力しているのが、社会のつくり上げた「いい患者」です。患者も社会の要請に応えなくてはまずいことになると無意識に感じ取りますし、誰しもよい評価をもらいたいものです。ですから、「問題患者とは思われたくない、むしろ模範患者でいたい」といったような心理が働いてしまうのではないでしょうか。私も例外ではありませんでした。「いい患者」とは、医療者からすると扱いやすい患者です。自分たちにストレスを与えない患者です。逆にぐじぐじしつこく不安や痛みを訴えたり、それゆえに短気やわがままが出てしまう患者は、そんな状態にあれば当然のごく自然な反応にも関わらず「問題患者」扱いされたり、カンファレンス等で「病の受容ができていない」等といわれたり……。患者と治療者の両方の世界を知る私としては、なんとも複雑で理不尽な思いに駆られます。

患者の中にはこういうみえないシステムに薄々気がついている人が少なくないことは、体験談や手記等からも明らかです。納得のいかないことに義憤を覚えることもあるでしょう。しかし実際は、そのように単純に怒ることはできません。日本人は特にネガティヴな感情や個人的要望を表現することをよしとしない文化に育ってきましたし、事実苦手です。

しかも、病院や社会のシステムに抗して意志や感情を表出できるほどのエネルギーは、病人ゆえにないのですから。

フランク[2]は、パーソンズの患者役割の「病人はその社会的責任を免除される」について次のようなことを語っています。

「免除されるということはすなわち除外ということである。『とにかく、良くなることだけを考えてくれればいい』という言葉は、『お前にできることは病気でいることだけだ』と言われているのと等しい。この言葉の裏には病人には回復の責任があるという意味が含まれており、回復しない人々を除外し、その人たちの価値を下げることになる。そうではなく、もしも病人に何かの責任があるとしたら、自分の苦しみを直視し、その体験を表現し、他の人たちがそこから学べるようにすることであり、社会の責任とは、病人が表現することを理解することである」

フランクは病者ばかりに責任が負わされることに疑問を抱いています。健康な人も病の正体をみたり聞いたりして、生とは何かをつかむ責任を果たすべきではないかと投げかけ、相互責任があることを主張します[3]。ここでいう健康な人の代表が、まさに私たち医療者ということになるでしょう。フランクが苦悩の末行き着いた先は、病の究極の価値は、生きることの価値を教えてくれるということでした。[4] 私たち医療者はその学びをするには最も恵まれた位置にいることがわかります。フランクのいう生きることの価値は、「人の命はとても尊いもの」といった単純明快な小学生レベルの認識では到底把握できないほど奥深いものです。ところが、医療の現場ではやみくもに生命を救うだけの、「人の命はとても尊いもの」的発想のみが横行しているようにも思えます。

　私の経験からも、医療者が治癒志向盲信者になってはいけないと訴えたいのです。たとえ治癒が難しくても、思うような回復に至らなかったとしても、平安な状態でいられることのほうが患者である私の関心事でした。そのためには、患者の表現に制限を加えることなく安心して弱音や怒りが吐き出せるような患者-治療者関係を、現行の社会システムに抗してかなり意識的につくっていくことが必要になってきます。このようにして患者の素の声を聴いたり、言葉にならない声に耳を傾ける経験を繰り返すことで、医療者としての私は真に患者から生きることの何たるかを学ぶことができ、患者と共に生きる、命に関わる仕事のプロフェッショナルになれるように思います。

患者が病院で働くとき⁉

病院というのは不思議なところで、病の当事者を援助する場所であるにも関わらず、職員の病に対しては共感どころか逆に冷ややかな視線を送られがちな場所であるように思います。弱い患者を援助する立場にある医療者は、強くて健康（頑強）であるべきだという暗黙の規範が存在しているようです。病という弱さを抱えた医療者は、そのハンディキャップを極力職場に持ち込まないようにしなければいけません。弱いというだけで、何か後ろめたさを覚えながら仕事をしなければいけない空気を感じます。いえそれどころか、うっかり弱さをみせたりすればはじき出されてしまうような、そんな不安さえ感じるのです。このあたりは、病院といえども一般企業の組織と変わらないということを肝に銘じておく必要があります。

医療者は患者に対しては同情心をもつのが自然ですが、同僚が病者となれば話はまったく違ってくるのです。このことは私の職場に問題があるということではなく、医療現場ではしばしば散見される一般的な現象ではないでしょうか。

「病という弱さを安心してみせられるところは病院のはず。だけど病院が職場の場合は別なのよ」

と、小声でつぶやいておきます（笑）。

社会復帰の阻害因子

フランク[5]は、「病人が直面する『否定』は病院の中だけにとどまらず、組織や職場もまた、人々が故障しがちな生身のからだを持っていることを『否定』する。組織は人の体を生産のための資源と考えている。人の価値が『生産性』を尺度に決められているのが現代の社会なのである」と述べています。

マーフィー[6]もまた、身体障害者の社会復帰の阻害因子は彼らの身体的欠陥ではなく、社会がつくり上げた神話と恐怖と誤解であると述べます。この神話の背景には時代の要請が深く関わっています。資本主義の隆盛は、十分な労働力を生み生産性を向上させるために健康な肉体を要求し、病者に対する差別思想を生じさせました。その延長線上には、第二次大戦後に米国から発信され、先進国の現代人に浸透しているイデオロギーである「健康至上主義」（healthism）があります。「なんといっても健康が一番！」みたいな発想です。マーフィー[7]は、これは何らかの目的を達成するために健康が必要であると考えるのではなく、健康であること自体が目的化し狂信にまでなったものだと説明します。「健康＝良い生活」という公式が成り立っているのです。この風潮に支配されている現代人の多くは、健康を求めてフィットネス・クラブに通い、ジョギングやウォーキングに励み、ダイエットに挑戦しています。マーフィーは、このようにしてわれわれの生活世界の多くの部分が、健康や病気との関連から価値づけられるようになっていること、健康運動は国家や企業の中心的関心にまでなっていることを問題視しています。その裏には病むことを敵対視し、あってはならぬこととする思想と、それゆえに生じる治癒志向的な構えと、五体満足な健常者を優位とみなす差別思想が潜んでいます。

障害と能力主義

能力主義についても考えてみたいと思います。近代以降の思想に起因すると考えられる能力至上主義に貫かれた社会にあっては、「できる」ことを奪われた障害者は、「消費するばかりの社会の迷惑者」という排除の構図ができあがりやすい状況下にいます。こうした社会のもつ政治性に対しては、十分注視しておく必要があると思います。

しかし一方、能力主義に立つ社会からの暗黙の要請や価値観の押しつけとは異なる、いくら社会政治的な視点から論じても説明でき得ない、「個人の現実的願望」の実現という部分がどうしても残るのも事実ではないかと思うのです。

第五章の「家族という神話」で紹介した患者は、突然襲ってきた全身の関節痛で歩行不能になり寝たきり状態で入院した際にも、「クリスマスまでに歩いて自宅に帰りたい」という強い願望と固い決意をもっていました。そして、熱心にリハや食事療法に取り組んだ結果、希望通りに歩いて退院することができたのです。それがどんなにうれしかったかを語ってくれた姿は、今でも強く印象に残っています。第八章で紹介する芸術家の場合も同じことが当てはまるように思います。

これを、障害者側が能力主義という政治性に無自覚的に支配されている結果とみなすこともできるかもしれませんが、たとえそうであったとしても、「歩いて自宅に帰りたい」というのは障害者自身の願望であることに違いはありません。歩けなくなった人が歩けるようになりたいと目の前で言っている状況に、なんとか「できる」ようにしてあげたいと私たち治療者は支援する――。これはごく自然な態度です。それは内発的な障害者発信の願望を尊重した結果であって、そこには能力主義の押しつけや外在的な障害観が介入しているようには思えません。

障害当事者の立場に立つならば、「できる」ことを目指す態度は、必ずしも能力主義という切り口からだけでは議論できないように思えます。「できる」ようになることは、生きる意欲や将来への希望に直結する重要な要素でもあることは誰もが認めるところです。しかし、その発信場所が当事者側か治療者側か、あるいは社会の政治性の影響を受けているのかどうか等によって、肯定的に働くこともあれば好ましくない様式の中に陥ることもあるということだと思います。

目にみえない障害

さて、少々息苦しい話が続いたのでここで気分転換に病院の外に出て、私の地域生活で困っていたことについて書くことにします。現在は生物学的製剤で症状が抑えられてほぼ寛解状態といっていいと思いますが、持続する疼痛があった当時のことを振り返ってみます。

困ったことの一つは病のために実際の行為そのものに伴う苦痛と、もう一つはリウマチという外見からはみえにくい障害であるために生じた苦痛です。これらは互いにリンクした問題でもありました。

前者で最も日常的に困ったのは、私の場合はスーパーマーケットでの買い出しでした。

店内は備え付けのカートを使用しますから問題はなさそうですが、実際はカートの方向転換さえ手の関節が痛くて苦痛でした。しかし、何よりも問題なのはその後です。第一関門はレジ。買い物かごをレジ台に乗せるのは普通は客の仕事です。それが重くて痛くて……。「手伝ってもらえますか」と頼むと、レジ係の店員さんは快く手を貸してくれますが、店員さんにとっては前傾姿勢で遠くの荷物をもつという、いかにも腰に悪そうな姿勢だなと作業療法士の私は思います。しかし、関節保護のためには負荷はできるだけかけたくなかったし、何よりも痛くてもち上げることなどできなかったのですから、助けを求めるしかありませんでした。レジを済ませ、次に袋詰めした品物を再びカートに入れて駐車場の車まで運びますが、そこで第二の関門です。カートから車の座席への移動がきついのです。尺側偏位を予防するために腕に引っかけたりするのですが、そうすると今度は肩が痛くなります。第三の関門は集合住宅の駐車場から自宅玄関までの運搬です。一連の買い物行為をスムーズにするために、リウマチ患者用ショッピング・カートを試作したくらいですが、残念ながら諸問題をクリアできるショッピング・カートはつくれず、この案は没となりました（笑）。

外出で困ったことはバスへの乗車です。私が通った大学院は山の中腹にあったため、最寄りの電車駅からはバスが交通手段でした。学生たちがたくさん乗り込むため、座れることはまずありません。つり革やポールにつかまるしかないのですが、くねくねの山道を上るのですから、揺れはハンパではありませんでした。ポールが近くにないときはつり革です。このつり革が曲者で、拷問にあっているとしか思えないような痛みと闘わなくてはいけなかったのです。

作業療法士として、このような経験は多くのことに気づかせてくれました。重要度が高いにも関わらず見落としてしまうような事柄が、患者の周りにはたくさん転がっているのではないかということ等です。それらをすくい上げるためには、こちらから積極的に患者の生活に関心をもって近づいていく必要があると思いました。また、質問の仕方も「何か困っていることはありませんか」ではなく、「乗り物の移動で困っていることや辛いことはありませんか」のように、より具体的に尋ねる必要があると思いました。特に、リウマチのように変動的な症状を抱える患者には、一度訊いたからよいではなく、折に触れ困難や苦痛について尋ねる必要があると気づかされました。

日常生活での苦労は挙げたらきりがないので、これだけにしておきましょう。

次はもう一つの問題、「目にみえない障害」についてです。このみえない障害問題についいてはさまざまなところで声が発せられていますので、わざわざ説明をするまでもないと思います。要は内部障害等の理由で外見からは障害がみえにくい障害者が、障害者用駐車スペースや優先座席が利用しづらい、利用した場合に健常者だと誤解されて不快な思いをすることが少なくない、いろいろな意味で人に助けを求めにくい等の問題が起きていることです。障害が外見から明らかでさえあれば防げる苦労も多いので、この問題を解決するために東京都は「ヘルプマーク」をつくっていますし、Twitter上でのつぶやきから生まれた「見えない障害バッジ」（わたしのフクシ。）等もあります。しかし、地域限定版だったり、小さくて目立ちにくいものであったりして、まだまだ社会的認知が低いのが実情です。

私の場合、こういうときのお助けグッズは、目にみえるところに貼った湿布や装具でした。特に装具はかなりの効果を発揮し、それをみたレジの店員さんは何もいわなくてもかごを受け取ってくれたり、気の利いた人だと袋詰めの台まで運んでくれたり、袋詰めさえもしてくれたりしました。ただし、バスの車内のように公衆の目があるところでその恩恵に与ることはありませんでした。目立つことが苦手な国民気質という点で、これはまた別の問題です。

視覚障害者の方の白杖がその障害のサインともなるように、みえない障害（視覚障害のことではありません。念のため）を抱える人にも、車の若葉マークや四つ葉マークのような、全国どこでも認知される可視化のための明確なサインが早く開発されてほしいなと願います。自治体や民間団体だけに任せるのではなく、たとえばリハ医学会や日本作業療法士協会等が音頭をとって、医療発信で全国に向けて何か行動できないものでしょうか？

第二部

間《はざま》から考える

第七章

「障害受容」という魔物

ここでは、障害学や医療、中でもリハでよく使用される「障害受容」という言葉について綴ってみようと思います。というのも、患者としての一〇余年間をその言葉に翻弄されたように感じているからです。また、この重要な概念について、医療（特に医学）ではまだまだ十分な議論がなされていないように思うからです。

障害受容に関しては、南雲[1][2]や田島[3][4]等が著書のタイトルに取り上げて論を展開していますので、そちらもぜひ参考にしていただけたらと思います。

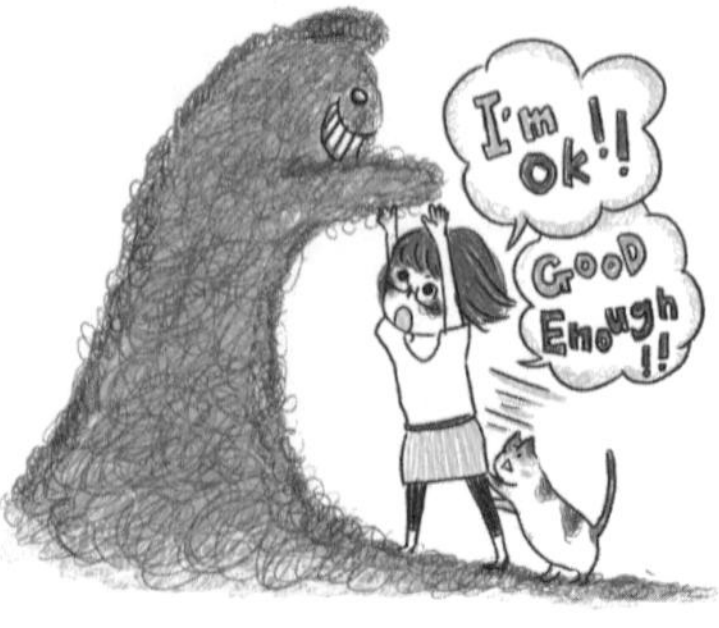

障害受容とその理論

本題に入る前に「障害受容」という概念の定義とその理論のポイントを、私なりの理解ですが、駆け足で概観しておきます。

●グレイソンの障害受容概念

障害受容の重要性を最初に主張したのはグレイソンという精神科医だといわれており[5][6]、その論文が発表されたのは一九五一年のことでした。グレイソン[7]は障害受容を身体、心理、社会の三つの側面からとらえています。身体的受容とは、障害の性質・原因・予後等を理解して自分の体の変化を受け入れること、心理的受容とは、病気・障害へのこだわりからなんらかのかたちで抜け出すこと、社会的受容とは、障害者自身が社会を受け入れることと、社会が障害者を受け入れることであると述べています。南雲[2]は障害に対する社会の受け皿の必要性を述べていますが、一九八〇年代に成立した障害学による社会モデル（後述）を、遡ること三〇年のこの時代に先取りしていた点には驚かされます。

グレイソンの概念の次に登場し、障害受容理論として定着したのが価値転換理論です（**表❶**）。一九五〇年代半ば～一九六〇年にかけて、デンボーらやライトが障害受容の本質を価値の転換にあるとします。

表❶　価値転換理論

デンボーらの二価値転換説	①価値の視野の拡大
	②比較価値から本質的価値への転換
ライトの四価値転換説	①価値の視野の拡大
	②身体性の非優先
	③障害による悪影響の抑止
	④比較価値から本質的価値への転換

●デンボーらの二価値転換説

デンボーら[8]は、身体障害者は機能障害・能力障害に起因する苦悩である「個人的な喪失」と、社会の否定的態度に悩む「社会的喪失」を経験すると述べます。そして、障害をもった人はこの二つの喪失を受容しなければならないとし、受容とは価値観を変えることだ（傍点、著者）と主張します。そうして誕生したのが、次に示す二価値転換説です。

①価値の視野の拡大：価値の視野を拡大することで、失った価値を本質的ではないと考えること。

②比較価値から本質的価値への転換：他者との比較ではなく自己の本質的価値を重視すること。

デンボーらは、傍点で示したように二つの喪失は障害者の責任で受容すべきであり、そのために価値転換を図る必要があると主張し、障害者自らの積極的な意識変容により障害の受容に至るべきだということを強調している点が特徴でしょう。

●ライトの四価値転換説

続いて、デンボーの共同研究者であったライト[9]が、次のような四価値転換説を発表しています。

①価値の視野の拡大：失ったと考えていた価値が本質的には残存していることに気づくことと、失った価値以外にも価値があり失った価値にとらわれないこと。

②身体性の非優先：身体的外見や能力よりも人格的な価値の方に重きをおくこと。

③障害による悪影響の抑止：障害による喪失を部位や機能にとどまらせず、人格までも失うかのように全般化しないこと。

④比較価値から本質的価値への転換：他者と比較せず、外見よりも人格等の内面性を重視し、自分の本質的価値を考えること。

価値転換説は字義の通り障害者に価値観の転換を迫るものです。南雲[10]は、健常者に偏重した価値観をもつ社会にあっては、個人の価値観を変えることでは本来的な問題の解決にならないと、価値転換を当事者個人にのみ押しつけることを批判しています。私の考える人間の本質的価値とは、価値転換ができていなくても、豊かな人格を備えていなくても、人は生きてこの世にあるというだけで何ものにも代えがたい存在だということです。したがって、ここに取り上げた価値転換説は、存在そのものを重視した価値観の対岸にある理論のように思えてなりません。

●上田の障害受容過程

一九六〇年代に入ると、価値転換理論に代わって障害からの心理的回復には一連の段階があることが主張されるようになり、段階理論の興隆を迎えるようになります（**表❷**）。障害受容ではありませんが、有名なエリザベス・キューブラー・ロスの死の受容過程[11]等もこの時代に発表されています。

日本では一九八〇年に発表された上田の障害受容過程[12]がよく知られています。その特徴は価値転換理論と段階理論の統合を図った点にあります。わが国のリハ分野では最も引用されることの多い障害受容理論であり、この理論なくして障害受容は語れないというほど、今なお大きな影響力をもっています。

上田は障害受容をリハにおける「問題解決の鍵となる概念」とし、「障害受容が達成されてはじめてリハビリテーションは完結する」と述べています。上田による定義は「障害の受容とはあきらめでも居直りでもなく、障害に対する価値観（感）の転換であり、障害を

表❷　段階理論

フロイトの悲哀の仕事	①否認，②現実検討，③執着・理想化・同一化・怒り・悔やみ・自責・躁的防衛，④抑うつ，⑤再適応
コーンの段階理論	①ショック，②回復への期待，③悲嘆，④防衛，⑤適応
フィンクの危機モデル	①衝撃・ショック，②防衛的退行，③承認・現実認識，④適応
キューブラー・ロスの死の受容過程	①否認，②怒り，③取引，④抑うつ，⑤受容
上田の障害受容過程	①ショック期，②否認期，③混乱期，④解決への努力期，⑤受容期

もつことが自己の全体としての人間的価値を低下させるものではないことの認識と体得を通じて、恥の意識や劣等感を克服し、積極的な生活態度に転ずること」（傍点、著者）です。

上田は、以下のような五段階理論を採用します。

①ショック期：無関心や離人症的な状態

②否認期：心理的な防衛反応としての疾病・障害の否認状態

③混乱期：現実検討により障害が完治することの可能性を否定せざるを得なくなった混乱における怒り、恨み、悲嘆と抑うつ状態

④解決への努力期：自己の責任を自覚し、依存から脱却して価値の転換を目指す状態

⑤受容期：社会や家庭の中に新しい役割や仕事を得て生きがいを感じるようになる状態

実は、段階理論と比較参照されるものに、オーシャンスキーの「慢性的悲哀説[13]」というものもあります。これは精神遅滞児の親の障害反応について書かれたものですが、当事者の障害反応にも応用できる内容のように思います。この論述の特徴は、慢性的な悲哀は正常な反応であるとしている点にあります。これを受けて中田[14]は、障害の肯定と否定が慢性の経過をたどりながら受容に向かって交互に浮上していく状態を図示したスパイラル・モデルを発表しています。個人的には、慢性の悲哀が長期にわたって続き、肯定と否定が入れ替わり立ち替わり現れるというこの説は、最も私の経験に近く気に入っています。

さて、一九八〇年代になると段階理論に適用されない事例が多いことが指摘され批判が高まります[15][16]。現在、その根本的な妥当性そのものにまで疑義が発せられているのですが、いまだに障害受容理論や「障害受容」という言葉が、その中身をあまり検討されないまま使用されている現状にあるということは、何名かの研究者が指摘しているところです。

障害受容理論と政治性

さて、ここからが本題です。まずは障害受容理論に対する私の意見を書くことにしましょう。ただし、まだ途上にある考えですので、矛盾も抱えていると思いますし、半年後には違ったものになっているかもしれません。そういった意味で、これから練り上げて強度を高めていかなければいけないと思っています。

まず指摘したいことは、障害受容理論の段階説の最終段階は、当然ですがすべて「受容」か「適応」で締めくくられている点です。障害の種類や発症時期の違いにとどまらず、予後の提示の仕方や疾患の理解度、性格因子、環境因子等々、あまりにも多様な個体差がある障害者に対して、「はじめに受容ありき」（おわりに受容ありき!?）で一様に片づけようとしているところに、疑問を感じずにはおられません。

また、こうした理論が生まれた背景には患者理解の一助にという好ましい動機づけがあったにせよ、障害受容への暗黙のプレッシャーを与えるという点と、障害者だけが受容しなければいけないという構図になっている点が問題です。これは明らかに、マジョリティである健常者の立場からマイノリティである障害者をみた、優劣思考に基づく差別的な考えの表れだからです。障害受容理論ではなく障害反応理論として、エリクソンのライフサイクル課題にみられるような（例：統合-絶望）対語や複数の選択肢を示す、中立的なものであるべきではないでしょうか。

加えて気になるのは、こうした理論の多くは西洋中心主義に基づくものであり、障害受容理論も例外ではないという点です。近代西洋社会の思想に侵食されている日本にあっては、私たちの思考も感覚も麻痺していて、それが特定のものの見方にすぎないということにさえ気づくことができません。西洋社会で編み出された理論は、アフリカ奥地の先住民等、世界中のどの民族にも適用される普遍的なものではないということにも、注意を払う必要があると思います。

障害受容理論、特に段階説は、ＲＰＧ（ロールプレイングゲーム、例：ドラゴンクエスト）のような、困難なステージをクリアして前へ進むゲームととても似ているように思います。そして、困難を乗り越えた先には何かよいものが待っているに違いないという考えは、モダニティ（モダニズムという用語は領域により使われ方が異なるため、モダニティとしました）の思想そのものです。慢性的悲哀説のところでふれたスパイラルモデルも、実は「ＲＰＧモデル（私の造語）」の変形にすぎません。私たちの考えはややもすればモダニティに占拠されてしまいがちです。しかし、だからこそ意識的にそこから離れて、新しい視点の理論を生成していく必要があるように思います。

理論という様式はある種の権威ですから、私たちは易々とそれが正しいかのように錯覚し、障害者も医療者も社会さえも理論に縛られてしまう危険性を内包していると思います。

そのあげく、受容に至らない人を、あたかもその人の問題であるかのように非難したり、受容ができているとかできていないといった判定を勝手にしてしまう風潮さえ出てきます。そのような一種の暴力性に対して、障害者の私は少なからぬ憤りを覚えます。

社会が障害者・病者をつくるという考えを示したミシェル・フーコーにとっては、人間の「身体」を分類し、標準化し、矯正し、訓練し、管理し、統治することこそが、政治であり、権力でした[17]。この表現を借りるならば、「障害者」を分類し、標準化し、矯正し、訓練し、管理し、統治することこそが、政治であり、権力である、ということになりそうです。

医療者と障害受容

実は私は自分が障害者になるまで、障害学や障害観というものには関心さえもったことがなかったことを告白しなければいけません。しかし、自分が病を得たことで、どこかにこの息苦しさをはねのけてくれる突破口がないかと探っているうちに、前述したように、ベイリーの、障害をありのまま生かす芸術表現という考え方があることを知ります。そこから気づかされたのは、「障害を少しでも軽減し、その人が望み、必要とする、意味のある作業をできるようにすること」という、作業療法の諸定義で示されているような目的を目指すだけで、果たしていいのかということでした。

患者の中には、ベイリーのように「障害された手による演奏のほうがおもしろい」という、おおよそ作業療法的障害観や価値観から離れた別の考えをもっている少数派が確かにいる、ということがわかったからです。そうなると、作業療法士の私の中に、既存の作業療法に対する疑問が次々と湧いてきました。私たちは自らの信念にとらわれすぎていないか、患者の多様なニーズや価値観を本当に享受できているか、自分の障害観や価値観を無意識のうちに患者に押しつけてはいないか、私たち医療者の障害観はこれでいいのか、そして障害受容という言葉を安易に使っていないか……と。

多くの医療者が、まるで自転車に乗れるようになる程度の努力で障害受容が達成できると考えているのではないかと感じるくらいの気軽さで、障害受容という言葉を発するのを見聞きしてきました。障害受容できていないのは、あたかもその患者のせいであるかのようにとれる発言もあります。でも、障害の受容は、その人の意志や努力で簡単に達成されるような単純なものではありません。なによりも、障害を受け入れられるものなら受け入れたいと切望し、それでもなかなか受け入れられなくて、その葛藤の中で一番苦しい思いをしているのは当事者なのです。健康な医療者がその感覚を理解するのは困難なことなのかもわかりませんが、こうした葛藤が患者にはあるかもしれないと、知識として知っておくだけでも関わり方が変わってくるように思います。

「障害受容なんて一生かかってもできないんじゃないかなあ」といった障害者の声を聞いたことがあります。同様のことは障害児をもつ親からも聞きました。本当にそれが実感なのだろうと思います。障害受容とは、一度罹患すると終生免疫を獲得するような、「一度受容できたからもう大丈夫！」のような類のものではありません。普段は障害を忘れて生活できるようになったとしても、何かの拍子にふと障害を抱えた現実が悲しみとなってよみがえってくるものだからです。

　このようにして作業療法士の私は、自分の病や障害を受け入れることができない患者のやり場のない怒りや切なさ等を、どれだけ自分が理解し、支える努力をしているかということを自問自答させられることとなりました。そして、障害を受容できるように援助するよりも、障害は受容しなくてもいいということを伝えられる医療者になることのほうに意義があると思うようになりました。というのも、障害は受容すべきだという、患者を追い込むしかないような思想に、少なからず私たち医療者は加担してきたと反省したからです。

個人モデル・社会モデルを超えて

ここで、障害学に目を転じてみましょう。障害理論には個人の適応によって障害を解決することに視点をおく「個人モデル」と、障害者を無力化する社会の障壁、文化的価値、表象等に視点をおく「社会モデル」という、二つの大きな潮流があります[18]。そして現在の障害学の理論的核心は「社会モデル」にあり、今や世界的なコンセンサスを得ていると考えてよいでしょう。たとえば、バリアフリーやノーマライゼーションは社会モデルから出た概念であり運動です。一方、リハビリテーション学では「個人モデル」が現在まで重視され、社会の障壁への関心が極端に低いと批判する声もあります[19]。

障害受容についても、受容を個人の責任とする考え方から、社会の受け皿に責任を問う方向へシフトされつつあります。これは障害学からの影響であることが一因として考えられます。障害学は、先天性もしくは人生の早期に発症した障害をもった研究者が中心となった障害者運動の中から生まれてきたという土壌があり[20]、健常者を標準として障害者を排除する社会的障壁を論じることに重きがおかれます。障害問題の主要部分が社会的に生成されたものであることは常識的前提とされ、社会環境を無視して個人の問題としてのみ取り扱われることへの根強い批判があります[21][22]。

しかし、第八章で紹介する芸術家たちは、障害があっても演奏したいというきわめて個人的な願望をもっていましたし、第五章で紹介した「歩いて自宅まで帰りたい」という女性の願望も同様です。これらは「個人モデル」に付随して起こるものであって、社会の受け皿とは関係がありません。ですから、「社会モデル」だけでは、障害当事者の個の内部から提起される願望や問題をすくいきれないところがあるといえるでしょう。

いずれにしても、こうしたモデルも外部から個をみた表現であり、そこには必然的に第三者的視点、もっというならば傍観者的視点、すなわち非当事者性が入り込んでしまっている問題があるように思います。個の内部から発信されるものには、社会環境の整備を求めるものもあれば、リハ・アプローチを求めるものもあります。どこそこに行きたいといったような個人的願望もあるでしょう。したがって、「個人モデル」か「社会モデル」かという二元論で議論しようとすること自体に無理が生じることは明らかです。またそこに、障害者問題を複雑化・混乱化させる原因があるように思います。

このように考えてくると、仮に「個人モデル」を第一の視点、「社会モデル」を第二の視点とするならば、それらを超越した第三の視点が必要であることがわかります。たとえば第三の視点として、個の内部から世界をとらえた現象を重視する「現象学的モデル」のようなものが必要になってくるのではないでしょうか。

現象学的モデルとは、簡単にいってしまえば、障害当事者が体験している事実に治療者が自らの視線を合わせ、その障害者固有の障害感覚や障害の意味を理解しようとするものだということになります。また、常に障害者視点から外界をみることで、障害者個人の身体感覚、信念、変化等々、無数の個の内部から惹起される願望に対して対応可能な柔軟さを備えようとするものです。

現象学的モデルは、医療者のパターナリズム(注)による拘束から障害者を解放するためにも、社会のもつ権力から患者を守るためにも、患者の説明モデルを理解するためにも、有益な視点を提供してくれそうに思います。

「障害受容」から「存在の肯定」へ

ここまで障害受容についていろいろ書いてきましたが、私の結論は、障害受容などというものはどこにも存在せず、あるのは存在の肯定のみだということです。これが正しいか

(注)家父長的な温情主義。相手に対して保護や配慮はするが、権利は認めないか制限する態度。

どうかはわかりませんが、私はそう思っています。

この結論に至った過程を説明してみたいと思います。

作業療法士の田島[23]は、障害受容に関して実に示唆に富んだ論を展開しています。その中で私の心を釘付けにしたのは、「『障害受容』はリハビリテーションの全過程において破棄されてよい、すべき概念である」と断言している点でした。この一文を読んだとき、患者としての私は一挙に一〇〇人の味方を得たような気持ちになり、諸手を挙げて大歓迎したものです。というのも、そのような私たちを追い詰める概念そのものを、できるものなら消し去りたかったからです。

さらに田島[24]は、障害の囚われから自由になり楽な気持ちになれることを「障害との自由」と表現し、「障害受容」に代わる目指すべきものとして提案しています。ただし、私には少々感覚的につかみきれない言葉でしたので、障害受容に代わる概念を別に探すことにしました。

そもそも、なぜ「自己受容」ではいけなくて、わざわざ「障害受容」なのだろうと考えました。障害があることも含めて「私という存在」なのですから、障害だけを取り出して云々いうこと自体とても違和感がありました。しかし、自己受容を障害受容に代わる言葉としてもってきたところで、そもそも自己受容って何なんだ、自己受容なんてできるのか、という障害受容と同じ疑問が浮上してきます。

そこでさらに探っていくうちに、自尊感情（self-esteem）概念における自己認識として、「とてもよい（very good）」と「これでよい（good enough）」という二通りの見方があることにたどり着きました。[25] 遠藤[26]は、代表的な研究者であるローゼンベルグが後者を採用していることに触れ、「とてもよい」は完全性や優越性を含み、他者との比較関係による「優劣」という基準（社会的基準）におくのに対し、「これでよい」には優越性や完全性は含まれず、自分なりの満足を感じる感覚であり、自分の中の価値基準（自己内基準）で自己を受容する考えであると述べています。自己受容や障害受容というと、とてつもなく大きなことを成し遂げなければいけないように感じますが、「これでよい」という考えは、ずっとハードルが低く感じられ好感がもてました。

「これでよい」という言葉からすぐに連想したのは、交流分析等で使用される"I'm OK"という表現でした。ここで重要なのは、doing（行為）としてはたとえ"I'm not OK"であっても、being（命・存在）としては"I'm OK"だということです。障害受容に当てはめると、「たとえ障害受容（doing）ができていないとしても（I'm not OK）、私という存在（being）

はこれでいい（I'm OK, good enough）」ということになります。かつてひどい自己否定感から立ち直るきっかけとなったのも、「存在の価値」に気づくということでした。ですから、障害があってもなくてもＯＫですし、障害を受け入れられようが受け入れられまいがそれもＯＫなのです。

ここでもう一つの障害受容に関連する問題にも触れておきたいと思います。それは、第二章で記した「本来の私」の概念についてです。

あの当時の私は痛みと複数の喪失感ですっかり気持ちがふさぎ込んでいたのですが、こんな状態の自分は本来の私ではないと思い込み、気持ちがふさぎ込んだ自分を肯定できなかったのです。病になる前の健康だった自分こそが本来の私であり、あるべき姿だと信じていました。

けれど、障害受容に代わる言葉を探している過程で、障害をもった自分もまた紛れもなく私であるように、ふさぎ込んでいる情けない私もまた私だということに気づいていきました。本来の私は、過去にもどこにもいません。今ここにいるのが実存する私であって、本来も本物もなかったのです。

こんなことを考えているうちに、障害受容とは障害を受容することとは違うのではないかと思いはじめました。障害をもった自分は本来あるべき本物の自分ではないから、本物の自分（たとえばかつてのピアニストの自分）は別に存在すると人は思い込む（思い込みたい）のではないでしょうか。そして、ピアニストとして復帰したとき、あたかも本物の自分を再び取り戻したように誤って認識し、それを障害受容と錯覚しているのではないでしょうか。

医療者としてできること

一人の患者が、降りかかってきた障害となんとか共存してやっていこうと模索する過程は、一筋縄ではいかない長く複雑で揺れ動く心情とともにあることは、私自身の経験からも第八章の芸術家たちの事例からも確認されました。ここでは、こういったいわゆる「障害受容」を巡る心情の複雑性の別の側面について、少し書き記したいと思います。たとえば以下のようなナラティヴをどうとらえればよいのでしょうか？

●ナラティヴ　その一

この事例は知り合いの音楽療法士から聞いた話です。

障害のあるお子さんをもつその女性は営業の仕事をしており、仕事が大好きだといいます。彼女は子どものことをいろいろな人に話しました。皆、「〜すればよいのでは」、「大変ねえ」等、忠告や同情はしてくれるのですが、誰一人として孤軍奮闘しながら障害のある子どもを育てていることを、ねぎらったり褒めてくれる人はいないといいます。忠告や同情はいらない。ただ、「よくやってますねえ」、「すごいですねえ」という言葉がほしかったといいます。

この母親は営業の仕事では業績を上げ、本社で表彰され、支社の責任者的地位にまでなりました。子育ての苦労については誰も褒めてくれなかったけど、会社だけはこんな自分を認め褒めてくれたと語ります。

●ナラティヴ　その二

次の事例も障害のあるお子さんをもつ親御さんの声です[27]。

障害受容は、決して終わりのないものと考えています。どんなに受容したといっても、親の心の中には自分自身や子どもに対してのやるせない悲しみを抱いているものです。（中略）障害を肯定していく気持ちと、否定する気持ちの二面性を持ちながら、生活していくことになると思います。受容は最終的に個人に帰っていきます。障害を受容するか否かは、あくまでも個人の主体性に委ねられます。

周りがなんと言おうとも、自分自身で認めない限り、障害を受容することはできないと思います。（中略）障害を乗り越えるとか、克服しなければならないというよりも、自閉症や発達障害の子どもとともに、楽しみながら暮らしていければいいなぁと思います。

●ナラティヴ　その三

次は内部疾患を抱える障害のあるお子さんのお母さんの意見です[28]。

障害受容について調べた私の印象は正直「なんか違う」だった。（中略）段階説：まず自分には当てはまらない。段階説は一つ一つの心理状態を独立させているけど、単純な私だってそんなに簡単に割り切れるものではありません。（中略）価値転換説：障害者には比較するな、失ったものを追うな、内面で勝負だ、というのはなぜか。障害者は明るく清く正しくあれという固定観念を押し付けないで欲しい。（中略）社会受容説：最も疑問を抱いたのは、引きこもっていたのでは事態は変わらないから「赤信号みんなで渡ればこわくない」といった仲間意識をもつことを勧めていることだ。あれ、結局は障害者が変わんなくちゃいけないの？　（中略）しんどい時は外に出ることさえ出来ないんだ。（中略）そしてそんな自分がもっと嫌でまた引きこもる。そんな気持ちを理解しているのかな。障害者には危険な赤信号を渡れと言ってるけど、この説を唱えた人たちは一緒に渡ってはくれないの？　（中略）環境を変えるには障害者の努力も必要だけど、そうじゃない人たちも同じように努力して欲しいし、どうすべきかもっと考えて欲しかった。

慢性的悲哀説：これが一番共感できた。わいちゃん（著者注：子どもの名）の病気を認識していても、否定したい気持ちはあるし、治る希望も捨ててはいない。（中略）「障害を肯定する」とあるが、私はわいちゃんの病気を「肯定」することはできないなぁ。（中略）わいちゃんが病気で弱っていくのを受容するなんて、私には出来ない。（中略）苦しいことは捨てていきたいけど、それもわいちゃんの一部であるからこその感情であれば、すべて背負って生きていくんだ。それは「受容」とは違う。うん、「共存」だ。

ここで紹介したナラティヴは障害者本人によるものではありませんが、おおむね障害者の声をも代弁していると考えてよいと思います。前述の声から推測したのは、障害者（家族も含む）の情緒的苦悩に対して、周囲の援助者が誰も手を差し伸べていないのではないかということです。いったい何人の医療者が患者の「障害受容」に絡む苦悩を意識して援助しようとしているでしょうか。障害者の傍らに立って全人的に支持、援助するはずのリハ・スタッフはどうなのでしょうか。

前述の上田が、「障害受容が達成されてはじめてリハビリテーションは完結する[12]」と述べているにもかかわらず、リハ・ゴールに「障害受容」を挙げた症例報告を、少なくとも私はみたことがありません。何度となく湧き上がってくるあのいらだち、悔しさ、焦り、怒り、絶望感等々の感情はまさに情緒的なものです。その情緒的な問題に対して、障害受容理論という合理化と一般化を目指す論理で対処しようとしたところに、根本的な無理と、情緒的存在である人間を無視した「人間性の不在」を感じてしまうのです。

障害を抱えて生きていくことのやるせない気持ちとどうにかこうにか折り合いをつけて歩んでいくことは、本人の努力か社会の理解かというような一般的な言説を超えたレベルのものとしか思えません。このような状況に何らかの問題解決の可能性を探るのであれば、それは、生きている過程で生じる偶発的な事件としてしか基本的には実現できないことのようにも思えます。それは、荒井[29]がいうところの「出来事としての癒し」といった表現が最もしっくりくるものなのかもしれません。

このように考えてくると、現存の医療制度というシステムの中で意図的、合理的に情緒的苦悩に対する援助を実現することには限界があるとしか思えなくなります。にも関わらず、あえてそのことに挑まないといけないという、二律背反に似た立場に立たされているのが私たち医療者なのかもしれません。

では、私たちにできることはまったくないのでしょうか。手をこまぬいて、ただおとなしく偶発的な「出来事としての癒し」を待つしかないのでしょうか。いいえ。少なくとも、障害者を蚊帳の外からみないためには、医療制度というシステムの一員から離れて、一人ひとりが当事者感覚を私たちの内側に育てる努力が必要なのではないかと思います。

そして、先ほどの事例が教えてくれたように、ねぎらいの言葉をかける、褒めることを忘れないといったごくごく基本的な対応（感情のケア）を、積極的に日々の生活の中で実践していくことではないでしょうか。リハで努力していることをねぎらう、遠くから受診したことをねぎらう、障害を抱えながら仕事や家事や子育てをしていることを褒める、そして頑張っても頑張らなくても、生きてここにいてくれることを喜ぶ……。このような簡単なことの積み重ねこそが、存在の価値の強化につながるように思えるのです。

それは医療者としてというより、むしろ障害者の隣人《となりびと》になることなのだと思います。

第八章

芸術表現と障害

私はピアノが弾けなくなったという喪失感を埋めることができず、そこから自分の存在価値さえも見失ったような心境に陥っていきました。どこかに自分を助ける術はないかと、病や障害を負った人々の手記や記録等を読みあさりました。そんなときに思いついたのが、障害を負ってしまった芸術家の、障害に対する反応や態度、あるいは障害受容理論との整合性について研究することでした。

芸術家にとってその創作活動を脅かされるような障害を負うことは、致命傷ともいえる深刻な事態です。文献をひもとくと、不運にも病や事故のために芸術家生命を絶たれた芸

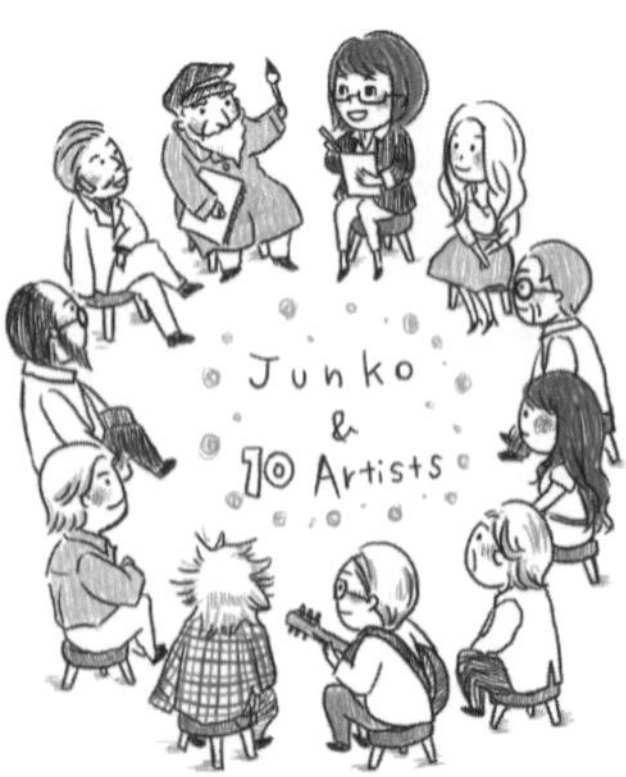

術家もいますが、一方で障害後も変わらず、いえむしろ障害後にいっそう創作への意欲を示した芸術家もいることがわかりました。彼らの芸術表現や障害または病に対する生き方を研究すると、きっと何か私を助けるヒントが転がっているに違いないと直感しました。

ここでは調査した人物たちの中から、中途障害による身体障害であるもの、本人や家族の供述等による詳細な資料が入手できたものという条件で、一〇名の芸術家を選出しました。

こういった資料では、たとえ本人の記述によるものであっても、読まれることを前提に書かれた文章であることや読み手のとらえ方が無意識的に関与するでしょうから、どの程度本音が語られているのか疑問が残るところではあります。また、自分にとって都合のいい納得のためのナラティヴが語られている可能性も十分考えられます。言葉の上では障害を受け入れて前向きに生きていると語っていても、本当に障害を受容できているのかどうかは本人でないとわからない、いえ本人でさえわからないくらい判断の難しいことです。ましてや、他人である私が資料の一方的な読み解きから彼らの態度を正しく把握することには限界があると考えざるを得ませんが、それでもやってみる価値はあると思いました。

その結果、障害と仲良く同居するための、期待していた以上に興味深い手がかりが得られたので、ぜひ紹介したいと思います。

芸術家の障害と生涯

●オーギュスト・ルノワール　～変形した指で絵筆をとった画家～

印象主義を代表する画家、ピエール＝オーギュスト・ルノワール（一八四一～一九一九）は、画家としての円熟期に入っていた四七歳のときに、リウマチを発症してしまいます。しかし制作はし続け、個展が大成功を収めたり、『ピアノに寄る娘たち』がフランス政府によって買い上げられたりと、公にも画家として認められるようになっていきます。五三歳で次男ジャンが誕生する等、私生活でも喜びに包まれますが、一方でリウマチが再発するという悲劇にも見舞われています。

五七歳のときにはリウマチの劇症に襲われて右腕がまったく動かなくなり、疼痛のために何日間も絵筆に触ることさえできなくなるということもありましたが、五九歳にはパリ万国博のフランス芸術百年展に出品したり、六〇歳で誕生した三男クロードをモデルに制作に打ち込んだりと、制作意欲はまったく衰えません。しかし、翌年には病状がさらに悪化して四肢の自由が奪われ、家の四段の階段を登ることも困難になってしまいます。

あの当時のことですから、リウマチの治療は確立されておらず症状は運に任せるしかなかったのではないかと推測されますが、そのような中、ルノワールは自己流のリハを行っていたといわれています。それは三つの球を空中へ投げるというものでしたが、その球ももてなくなると、次には直径四㎝、長さ二〇㎝の棒を用意させ、それを自ら磨き上げて球の代わりに投げたともいわれています。「描くには手を使うからね！」と口癖のようにいっていたそうです。

六三歳の春は厳しい病状に苦しみ、極度の体重減少のために長時間の座位も不可能になっていますが、それでも描き続けて回顧展では大成功を収めます。リウマチはさらに進行し、六六歳で暖かい南仏のカーニュに屋敷を購入して定住することになります。そのような状態にも関わらず、南仏の自然の中で自己の最高の芸術を開花させていくのです。

七一歳、ニューヨークとパリで個展を開催しますが、その一方でリウマチの大手術を受け、それ以降車いすの人となってしまいます。

「私はもう立てない。そして私には絵を描く力ももうなくなった。だが、もし歩くか絵を描くかといわれれば、そりゃ絵を描きたいね」

と語り、歩くために使うエネルギーをすべて描くほうに向けることを決心して、二度と歩こうとはしなかったそうです。興味深いことに、愛弟子であったアンドレは、「病の進行と時を同じくして、彼の芸術が開花していった」と述べています。

七四歳のときに愛妻アリーヌが亡くなってしまい、その後から衰弱が始まっていきます。七七歳では異常なまでにやせ衰えた状態にありながらも、大作『浴女たち（ニンフ）』（遺作）を制作し、なおも描くことへの情熱を失ってはいません。

「何か大変な場合を除いて、一日でも描かないでいられるとはとても考えられない」と、アンドレに語っていたそうです。

しかし、とうとう七八歳のとき発熱したことが原因で全身が衰弱し、一九一九年一二月三日にカーニュで没しています。昏睡状態の中でもデッサン用の鉛筆を求め続けたとも、亡くなる前日の朝アネモネを描いた後、「やっとわかりはじめた」とつぶやいたとも伝えられており、最後の最後まで画家として生きた人であったようです。(1)(2)(3)(4)

ルノワール自身の語りの資料はごくわずかであるため、自分のリウマチをどのようにとらえていたのかはわかりません。また、リウマチによる疼痛や手指の変形が、画家としてのルノワールにどのような影響を与えていたのかもわかりません。しかし、美術評論家のオクターヴ・ミルボーが、「悲しげな絵を描かなかった唯一の大芸術家」と評しているように[5]、ルノワールの絵は光と色彩にあふれ、常に楽しげで心地よいといった特徴があります。彼は陽気で社交好きだったことが知られており、その性格は、病苦や展覧会の不成功、印象派に対する辛辣な世論等の影響を受けることなく生涯保たれていたともいわれています。

つまり、ルノワールは、病によってはあまり作品のスタイルや技法に変化が起きなかった人だったということがいえます。作品から彼の病やその辛苦が読み取れないタイプです。そこには後にやってくる表現主義とは異なる、美術史的時代背景の影響もあったでしょうし、自分の作品に対する装飾的・美的価値観が、病の影響を一切寄せ付けることなく貫かれていたとも考えられます。

それにしても、なんとすごい人でしょう！　リウマチの痛みを一度でも経験した人ならば、それがどんなに日常の行動意欲を阻害するものかを知っているはずです。なのに、ルノワールときたら……。病のために描くことをあきらめるのではなく、病の苦悩を描くことで越えようとしたということもあったでしょうが、私には逆立ちしてもまねのできることではありませんでした。彼の制作意欲を維持していたものは、彼の実直な職人気質に加えて、ほとばしり出るような描くことへの情熱、歓び、美の追求であったに違いありません。

●ゲザ・ジチー　～音楽史上はじめての左手のピアニスト～

ゲザ・ジチー（一八四九～一九二四）はハンガリーの伯爵家に生まれ、音楽史上はじめての左手のピアニストといわれている人です。三歳でピアノを始め、兄よりも上達が早くどんどん腕を伸ばしていきます。しかし一四歳のとき、狩猟での不慮の事故で右手の切断を余儀なくされてしまいます。当時としては死を覚悟しなければいけないほどの大手術でした。慕っていた家庭教師に宛てた手紙に一四歳の少年は次のように書いています。

「一週間後には起き上がりましたが、起き上がってみると寝ていたときより落胆しました。日常の行動に支障が起きたことに気がつき、絶望的な気持ちになりました。……こんな調子ではだめだと思ったけれど、悲しくて、すぐ疲れ、ピアノに近づくのが怖かったです。ピアノの白い鍵盤がしゃれこうべの歯のように笑っているかに見えました。……私は左手で、字を書くことを始めました。書くことはあまり難しくなく、右手で書いた字とほとんど変わりませんでした。……一年間で、僕は他人が両手でできることをすべて片手でできるようになります。それができなければ、生きている価値がありません」

ジチーは片手で人に依存しない人間になる決心をし、すさまじい努力を始めます。はじめは着衣に三時間かかっていましたが、それでも一人で着ます。食事は自分で切れないものは口に入れない決心をして、何でも自分で切れるようになりました。リンゴの皮までむけるようになったといいます。

数週間でピアノにも向かいました。とはいえ、はじめはうまく弾けるわけもなく、ピアノのふたを閉めてしまうこともしばしばでした。しかし、弾きたい気持ちのほうが上回り、やがて、左手の親指を右手のように使えばよいのだと気づいていきます。ボートクラブに入ったり、ドナウ川を泳いで渡ったりもしたといわれています。

ジチーは大学で法学を学ぶため家を出ますが、優れた指導者であった作曲家ロベルト・フォルクマンに弟子入りもしています。

二二歳のときに結婚し、その後もフォルクマンのもとで熱心に音楽理論とピアノを学びますが、フォルクマンは片腕のジチーがまともなピアニストになるとは思っていなかったそうです。

二四歳のとき、人生最大の出会いを経験します。相手はあのフランツ・リストでした。

そして、リストのほうから作曲を教えることを申し出たといわれています。ジチーの日記には、

「リストの前で『魔王』をピアノで演奏したとき、いつもは冷静なリストがすごい！　すごい！　と感嘆してくれた。このとき私は決心めいたものを感じたような気がする」

と綴られています。おそらく左手のピアニストとして生きる決心をしたのでしょう。ジチーとリストは毎日のように会い、親交を深めていきます。ジチーは自作の曲をリストの前で弾いてはコメントをもらい、優れた曲は出版をすることを勧められたりもしています。

一八七八年、二九歳のジチーはウィーンではじめての演奏会を開催し、非常に高い評判を得ます。辛口の批評家ハンスリックが、「最近、片腕のピアニストがピアノ界で驚くべきことを起こした」と書いて、その演奏の完成度を褒め上げています。同年、リストの招待でパリに出かけ、至る所で温かく迎えられます。作曲家サルドゥはジチーの演奏を聴いて、「青年は片腕だが、四つの手で弾いている！」と叫んだといわれています。

三二歳のときにジチーは左腕の関節を捻挫し、それは指にも影響を与えて数カ月間何もできなくなるということが起こります。このとき、絶望的になったジチーは、腕が回復しなかったときのことを考えて足の訓練を始めたといいます。二度にわたって右膝を痛めた

ことがありますが、そのときは左足でペダルを踏んでいます（通常、ピアノのペダルは右足で踏みます）。

「両手があったら、ピアノは弾きませんよ」

と答えたこともあるそうです。

「左手しかないからできることがある。不幸な事故を克服できることを証明したかったからピアニストになった」

とも語っています。

七二歳のとき、最初の脳卒中に襲われ半身が不自由になりますが、ピアノを弾くことは止めませんでした。一九二四年七月二九日に二回目の脳卒中に襲われ、七五歳で突然の死を迎えることとなります(6)(7)。

ジチーにとってピアノは喜びや楽しみというよりも、むしろ乗り越えるべきものだったような印象を受けます。「不幸な事故を克服できることを証明したかったからピアニストになった」という記述からも、負けず嫌いな性格でまさに克服の人だったように思います。少年期の記述からもかなり知的に高い人だったようですから、いろいろな思索をしていたに違いないでしょうが、それについてはあまりみえてきません。

しかし、はじめての「左手のピアニスト」となり、パウル・ヴィトゲンシュタイン（注1）をはじめとする何人もの「左手のピアニスト」を輩出させることになる領域を創設したという点での功績は大きいと思います。

●アラン・ペッテション　～関節リウマチという運命を耐えた作曲家～

スウェーデンの作曲家グスタフ・アラン・ペッテション（一九一一～一九八〇）は、ストックホルム南部のスラム街で育ちました。早くから音楽に興味を抱きましたが、貧困から音楽教育を受けることはできませんでした。しかし、一二歳のときに自分で貯めた金でヴァイオリンを買い、父親の反対に遭いながらも独習で演奏技術を身につけ、一九歳で念願叶ってストックホルム王立音楽院に入学します。

音楽院卒業後は一九三九～一九五〇年まで、名門オーケストラ、ストックホルム・コン

（注1）哲学者ルードヴィッヒ・ヴィトゲンシュタインの兄。ピアニストだったが第一次世界大戦で右手を負傷した後も左手のピアニストとして活躍した。

サート協会管弦楽団（現、ロイヤル・ストックホルム・フィルハーモニー管弦楽団）のヴィオラ奏者を務めつつ、専門家に師事して作曲の勉強も続けています。三九歳のとき、作曲家として生きていくことを決心してオーケストラ奏者を辞め、一九五一〜一九五三年までパリに留学します。別説では、リウマチを発症し楽器の演奏が困難になったため、オーケストラを解雇させられたというものもあります。

作曲家としての処女作品『交響曲第二番』を完成させた四二歳のときに、リウマチを発症してしまいます。リウマチは早い速度で進行し、五一歳で作曲した『交響曲第五番』が、自筆で判読可能なスコアを記譜した最後であったといわれています。以降の記譜は妻によって行われるようになります。そのような状態にも関わらず作曲への意欲は衰えることなく、五七歳での『交響曲第七番』の初演が大成功を収めて、作曲家としての地位を確立していきます。しかし、残念ながらこの初演がペッテションの出席できた最後の演奏会でした。

五九歳のときには治療の副作用と思われる深刻な腎障害で倒れ、九カ月もの入院を余儀なくされ、死を強く意識しています。そのような中にあっても、入院中に『交響曲第一〇番』と『同第一一番』の草稿を練っています。完成したこの二曲は、まさにペッテションの人生と死の苦闘を反映したもののようで、かなり耳障りでぶっきらぼうで残酷な内容となっています。

「私の音楽の題材はまさに恵みと呪いの両方の側面をもつ、私の人生そのものだ」と自叙伝の中で述べ、ペッテションの音楽はますますその形相を帯びていきます。退院後もリウマチはさらに進行し四肢の機能が奪われていきますが、驚くべきことに身体状態がこのように悪化していく間も、委嘱作品を次々と手がけています。

一九八〇年六月二〇日、六八歳でがんによって亡くなりますが、そのときも次の交響曲にとりかかっていたということです。一九五三年のリウマチ発症から亡くなる一九八〇年までの二七年間で、交響曲や協奏曲等、二一曲を残しています。数としては決して多くはありませんが、おのおのの作品は演奏に一時間を超える大曲ばかりでした(8)(9)。

ペッテションが生涯に作曲した楽曲は決して多いとはいえませんが、ルノワールと同じくリウマチの発症後も作曲への意欲は停滞することなく継続しています。ペッテションの作曲した楽曲にリウマチという病が何か影響しているのでしょうか。彼の交響曲を聴くと不安を惹起させるような短いモティーフが寸断なく連続し、何かただならぬことが起こることを予感させるような響きに満ちています。

ペッテションは、

「私の音楽は万人のためのものではなく、私と同じようなアウトサイダーのためのものであり、私にとっては自分自身の運命を耐えるためのものである」

という言葉を遺しています。この言葉の中にペッテションと音楽との関係性のすべてが集約されているように思います。創作活動が絶え間なく続けられたのは、リウマチの痛みと不自由な体にのしかかる運命を耐える手段としての必然性があったということでしょう。そして、「私と同じようなアウトサイダーのためのもの」という言葉には、病苦等の艱《かん》難《なん》に耐えている人々に宛てた、共感のメッセージを含むものであると解釈できます。艱難の最中にある人々にとっては、ペッテションの音楽は自分の苦悩の代弁であり、共感そのものなのかもしれません。

そういった意味では、ペッテションは共感や癒しを他者に求めるのではなく、自己完結していた自立した人物とみることもできます。この構図の中では、自分を癒すためにはリウマチによる苦痛があればあるほど作曲をしないわけにはいかなくなる、という論理が成り立つように思います。

ペッテションの場合幸いだったのは、必然的に本人の手指の動きを必要とする演奏家ではなく作曲家であったことと、記譜をしてくれる援助者（妻）がいたことで、それが創作活動の継続に有利に働いたのはいうまでもありません。

ペッテションとルノワールには、ともにリウマチであったということ以外にも、身体機能の衰えや痛みの中にあっても、最後まで創作意欲が衰えなかったという面で共通項を見いだすことができます。しかし、その表現様式はまったく異なっていました。ルノワールがその作品に病苦を一切のぞかせなかったのに対し、ペッテションの作品にはおどろおどろしいほどに病の陰影が表出されています。

この違いには、二人の生きた芸術史的背景が強く関係しているようです。ルノワールは印象主義の画家で、印象主義は戸外制作を重んじ明るい色彩を用いて光を表現することを追求したことで知られています。ペッテションはルノワールの後世に誕生した表現主義の空気の真ん中にいた人でした。表現主義とは内的感情や葛藤等の心象を作品に投影し表現する様式です。ペッテションは心象風景を覆い隠すことなくそのまま作品にぶつけた結果、あのような作品を生み出したのではないでしょうか。

●アルフレット・シュニトケ　～脳卒中後も創作し続けた作曲家～

二〇世紀ロシアを代表する作曲家であるアルフレット・ガリエヴィチ・シュニトケ（一九三四～一九九八）は、生涯で度重なる脳卒中を経験しますが、そのつど奇跡的な回復をみせ、最後まで創作活動を続け作曲に対する情熱を失わなかった人物です。

シュニトケは、一九三四年一一月に当時のヴォルガ・ドイツ自治共和国に生まれました。父はユダヤ人、母はドイツ人で、ロシア革命後ドイツからロシアに移った父がそこで母と出会い、ロシアで生まれたのがシュニトケです。ロシアで生まれ育ち、ロシア語を話すにも関わらずロシア人ではなく、ドイツ語の名前をもち、外見はユダヤ人でありながらユダヤ人の言葉を知りません。このことは、生涯にわたってシュニトケにアイデンティティの問題を突きつけることとなります。シュニトケは「僕にはこの地球に家はない」と語っています。

一一～一三歳で父の海外勤務でウィーンに在住したとき、音楽理論やピアノの勉強を開始しています。オペラやコンサートに熱心に通い、「ウィーンが全人生を決定するものとなった」と本人も証言しています。一八～二六歳はモスクワ音楽院および大学院で、作曲と対位法、管弦楽法を学びます。三六歳で論文「現代音楽における多様式的傾向」を執筆し、モスクワの国際音楽会議で発表しています。

四六歳のとき、ソ連作曲家同盟の幹部会メンバーと西ベルリン芸術院の会員に選出され、五一歳でバイエルン芸術アカデミーの準会員に、翌年はスイス芸術アカデミーの海外会員、翌々年にはハンブルク芸術院の会員に選出されています。その他にも一九九三年までに主要芸術院の名誉会員や栄誉ある内外の賞をいくつも受賞しています。

五〇歳のとき、作曲家としてはすべてが順調で円熟期に達していたシュニトケを最初の脳卒中が襲います。幸い症状は軽く、八月には管弦楽曲『真夏の夜の（悪）夢』をザルツブルク音楽祭で初演。その後も精力的に作曲を続け、世界各地で主要作品が演奏されるようになります。

シュニトケは、病がもたらしたものについて次のようなことを語っています。

「それは、突然僕に啓示されるらしく、僕自身、この瞬間にはすべてがわかってしまうことに驚きます。（中略）病気の直後という特殊な色彩を帯びた時期に、僕という存在が前とは比べようもないほど成長しました」

「卒中の発作の後、以前に比べて頭で覚えていられることはかなり少なくなったようだけど、その代わりはるかに多くのことがわかるようになりました。知識よりも犬の感覚みたいなものを当てにするようになりました」

「時間は人生において二つの発展の輪をもっています。一つは大きい輪で、それは一九八五年（著者注：最初の脳卒中の年）に終わったように思えるもので、もう一つの輪は、その後新たに始まったものです。今僕にとって一日一日が非常に多くのものを含んだ非常に大きな期間なのです」

シュニトケの作品は、一九八五年の脳卒中以前は非常に多くの声部が重なり合っていましたが、初回の脳卒中後の一九八五～一九八六年にかけて書かれた『チェロ協奏曲第一番』以降、同時に演奏される声部が減少していきます。このことについて説明を求められると、

「僕は自分の人生や自分の作品の意識的な計画に従うことが以前より少なくなり、この人生とそれによって生み出される状況の情動的な総計として現れるものに従うことが多くなりました。なぜなら、僕を取り囲む現実の不可避的な反映だからです」

と答えています。

「卒中の発作後、最近（著者注：一九八九～一九九〇年ころと推測されます）僕に第二段階が訪れて、なぜ形式がこのかたちになったのかを説明できない自分に気づきます。『悔悛詩篇』を書き直していて、この作品が今のかたちでしかあり得ないことがわかりました。

それはあるべきかたちなのです。……まるで自分の作曲したものではないみたい。人の作品を書き写しているようなのです。……肉体的には、ものを書くのは前より大変になったのですが、今では最終的なかたちでみえるようになりました」

五六歳には二度目の脳卒中が彼を襲います。そのときは事態は深刻で手術により奇跡的に回復しています。退院後に会った友人によると、話していても病気の痕跡はまったく感じられなかったとのことです。シュニトケ自身は「睡眠と食事の時間のほかは、ほとんど一日中、休みなく創作している」といっています。

翌年には、創作の後は非常に疲れを覚え、三〇分程度スイッチを切る時間が必要だといいつつも、一方、

「僕の生活は、今では、僕に起こった卒中の発作に強烈に影響されています。と同時に、書くスピードが速くなったという感じが僕の中に現れました。……何かを書くというアイデアが生まれた瞬間、それはつくられています」

とも語っています。

一九九四年二月、五九歳のときに訪米し、ロストロポーヴィチ他の指揮により彼の作品の数々が演奏されます。しかし、この訪米中凍結した道路で転倒し、車いすでドイツに戻

るという不幸に見舞われてしまいます。さらに、同年六月には三回目の脳卒中が起きます。この発作のためにほぼ全身が麻痺して、作曲はほとんど不可能となってしまいます。それでも亡くなる前年までいくつかの小品を制作しています。

一九九八年八月三日、いくつかの脳卒中の後にハンブルクで死去します。六三歳でした(10)(11)(12)。

シュニトケは、その生い立ちから生じたアイデンティティの問題に常につきまとわれていました。それは彼の創作活動にも影響を与え、実存を証明するためのアイデンティティを探求する手段が作曲だったのかもしれませんし、それが最後まで制作意欲を失わなかった理由の一つなのかもしれません。

病は彼にとって必ずしも悪いものではなく、身体の不自由度が増すたびに感覚が冴えわたって、創作活動に霊感のようなものをもたらしたというのはとても興味深いところです。また、彼は自分の人生に抗うことをせず、身体状況に応じて声部の少ない作品をつくる等、作曲スタイルを変えていっています。これはルノワールやペッテションとは異なるところで、身体と作品の親和性をみて取ることができます。

●リック・アレン　～片腕のハードロック・ドラマー～

リチャード・ジョン・シリル・アレン（通称リック・アレン）（一九六三～）は英国のハードロックバンド「デフ・レパード（Def Leppard）」のドラマーです。アレンは交通事故で左腕を切断してしまいますが、障害を克服して現在もドラマーとして活躍している人です。

アレンは一五歳のとき、Def Leppard のドラマーに応募してバンドに加わることになります。翌年には学校を退学して音楽活動に専念することを決め、一九八〇年のファーストアルバム『On Through The Night』以降ずっと Def Leppard の録音とツアーに参加しています。

一九八四年の一二月三一日、二一歳のときのことでした。大晦日のパーティーを祝うため車を運転して両親の家に向かっているとき、その事故は起きます。一台の車が追い越そうとするアレンを妨害し、激怒したアレンがその車を追い越したとき、曲がり角で車を制御できなくなり、ガードレールを突き破って反転した車から放り出されてしまいます。そのとき彼の左腕は、完全に装着されていなかったシートベルトによって肩関節のところから切断されてしまうのです。医師たちは当初腕を接合しようと試みましたが、切断された腕は菌の感染によって再び動くことはありませんでした。四週後に退院はしたものの、医師からは回復には最低六カ月を要すると宣告されています。

しかしアレンは、残された右腕と左足を使って、いくつかのビートがスネア・ドラムで演奏できると信じていました。バンドのメンバーもアレンを解雇することなく励まし続けました。そしてアレンは友人の助けを借りて、片腕だけで演奏できる電子ドラムキットをデザインしたのです。

アレン用のドラムキットは通常両腕で演奏するところを、右腕と左足で補えるようデザインされています。猛練習の末、アレンはそれを使いこなせるようになり、事故から二年後の一九八六年に、ステージへのカムバックを果たします。アレンはその後も数社の電子パーカッション・メーカーのハードウェアを試みて改良を重ね、現在は左腕に代わって四つの電子ペダルを用いているということです。

一九八九年のテレビドキュメンタリーでは、事故後はじめてその現場を訪れるシーンが放映されていました。YouTube にアップされたそれを観ると、その場所に足を踏み入れたアレンは、はじめ動揺をみせまいとさりげなさを装っていましたが、事故のことがフラッシュバックされたのでしょう、途中から泣き出してしまう場面がありました。

日常生活を紹介した映像では、包丁を使うときは、左手の代わりにソックスを脱いだ左足で食べ物を押さえて切っている場面が映し出され、日常生活で困ることはないといっていました。また社会活動にも力を入れ、障害をもつ子どもたちを励ますために設立された慈善団体“Raven Drum Foundation”の共同設立者になっています。

電子ドラムは一九八〇年代前半に出現しましたが、当初はチープなサウンドであったようです。しかし、数年の内に目覚ましい進化を遂げ、サウンドもリアルになり、さまざまな演奏スタイルに適合できるようになったといわれています。もしもアレンの事故が五年早かったならば、ドラマーとしての復帰は無理であったかもしれないという意見もあります。

私にはアレンとジチーが重なってみえました。どちらも「克服の人」という印象だったからです。アレンにも絶対にあきらめないぞという強い信念を感じました。私はこのような根性ものは個人的には苦手なのですが、自分用のドラムキットを開発したという行動力と応用力は、患者としても作業療法士としても素晴らしいと素直に感じました。

アレンはロック・ミュージシャンという点でも、他の芸術家たちとは系統を異にしていたのですが、そこにも注目しました。クラシックの演奏会だと、シーンと静まりかえった会場では少しのミスタッチも目立ってしまいますが、大音量で演奏し、会場では聴衆が総立ちとなって騒いでいるロックでは、少々のミスタッチなど誰も気に留めないでしょう。

もう一つ。クラシックの演奏は、往々にして強烈な感情表出の際にも知性と理性が求められ、ある一定の限られた枠の中で表現することになります。表現のための高い演奏技術も求められます。一方、ロックのほうは演奏技術などというよりも、内に込められたエネルギーをいかに聴衆に直接的に訴えるかが問われるでしょう。表出というよりも噴出とか爆発に近いようなエネルギーの燃焼がそこにはみられます。こうした表現方法の違いも、障害に対する態度に大いに影響を与えると思います。

となると、どのようなジャンルにその人が属しているかということは、芸術家として障害と付き合ううえで、かなり重要な要素となり得るように思えます。

●デレク・ベイリー　～手術を拒否したフリー・インプロヴィゼーションの巨匠～

第二章でも紹介した、英国のギタリストであるデレク・ベイリー（一九三〇～二〇〇五）は、フリー・インプロヴィゼーションという新たな考え方による演奏法を生み出し探求したギタリストです。既存のどのようなジャンルにも属さない、オリジナルの音楽世界を一貫して創造してきた人でした。
ベイリーは晩年、手根管症候群に見舞われ、手の機能が障害されます。二〇〇五年一二月に運動ニューロン疾患により七五歳で死去しますが、その数カ月前、不自由な手で演奏した最後のCDがリリースされました。その名も『Carpal Tunnel（手根管）』。発症三～一二週後までの演奏記録です。冒頭では自らの病について語り、病のために動かなくなっていく指で弾くほうに興味があると、あえて医師から勧められた手術をしないことを選択したことを説明しています[13]。ベイリーのフリー・インプロヴィゼーションには一切の調性が存在せず、もちろんこのCDでもそれは貫かれていました。私にはすべての音はその瞬間の瞬間のインスピレーションのみを頼りにした、まったく偶発的な音の羅列のように聴き取られました。しかし、そこには、彼の身体状態と音楽表現の間の親和の過程が認められるようにも感じました。

ベイリーは障害された手による未曾有の音の創造に対して、強い関心を抱かずにはおれなかったようです。これはアーティストとしての芸術に対する追求の態度でしょう。手術を受けないという選択は、障害受容や否認あるいは勇気と呼ばれる次元のものではなく、芸術行為に何よりも高位の価値をおいていたベイリーにとって、必然に導き出された当然の選択であったと考えられます。プロのギタリストにとって命ともいえる手が障害されたのですから、苦悩がなかったはずはないでしょう。しかし、そこであきらめたり嘆いたりすることなく、さらに新しい領域に踏み込んでいったところにベイリーの徹底した芸術哲学を感じ、その生き方はびんびん私の心に突き刺さってきました。

ベイリーの障害への自己認識に関する資料は、唯一そのＣＤの冒頭で自身の口から語られたものしか見つけられなかったため詳細は不明です。しかし、ベイリーは障害前から既成の音楽とは異なるフリー・インプロヴィゼーションという拡大された価値の視野をもち、他者との比較とは無縁の独自の世界に生きていたことは確かです。これはデンボーらの唱える価値転換を障害前からすでに取り込んでいたと考えることができます。つまり、この障害の発生ゆえの価値転換は起こっていないということになります。しかも決定的にデンボーらと異なるのは、デンボーらは障害を不運とし障害者を価値喪失者と位置づけているのですが、ベイリーは障害された手で演奏することを自主的に選択していて、不自由は感じているかもしれないものの、不運とも価値喪失者とも感じていない点だと思います。

ここで強調したいのは、価値転換理論では価値の対象を人間とその生活の側におくのに対し、ベイリーの場合、価値はあくまで音楽と芸術の側にあり、障害前も後も変わることなく不動の位置を守り続けている点です。芸術表現領域では、人間的価値の高位に芸術的価値を優先させる場合があるため、障害受容理論と合致しない特性が最初から存在する可能性があるという発見がありました。

●舘野 泉 ～左手のピアニストとして復帰した国際的ピアニスト～

フィンランドに在住する国際的ピアニストである舘野 泉（一九三六～）は、二〇〇二年一月九日、演奏中に脳出血で倒れ、その後遺症で右片麻痺となりました。幸い麻痺は軽度で、環指と小指に麻痺が残存していましたが、他の手指は不自由ながら随意運動が可能であったとのことです。

発症当時は、ショックや悲嘆等はみられず、半年後には音楽生活に復帰できると楽観的に考えていたことがわかりました。しかし退院後、現実生活の中で身体や言語機能の低下という後遺症の根強さを嫌というほど知ることとなり、焦り、不安、絶望といった揺れ動く心情を書き記しています。このころ、見舞客たちからラヴェルの『左手のためのピアノ協奏曲』があるではないかと慰められることについて、

「腹立たしく情けなく、左手のための曲などくそ食らえだ」と、安易な慰めに対して激しい憤りを表明しているところが目をひきました。この言葉からはまだまだ両手で弾くことへの執着が感じられ、それはその後も長期間にわたって舘野を支配しています。つまり、障害者というありのままの自分を受容できない状態が続くのです。

ところが発症から一年三カ月後に転機がやってきます。ヴァイオリニストの息子が舘野のためにそっとピアノの上に置いていた左手のための楽曲を弾いたとき、その音楽の美しさと完成度に感激し、音楽をするのに手が一本も二本も関係ないという考えに至るのでした。そして、左手のピアニストとして生きることを宣言します。後に舘野は、「左手のための楽譜と出会ってコンサートを開き、新しい命をもらった」と述べています[14][15]。

これは両手演奏へ執着していた時期にも現実検討が進み、ちょうど準備が整ったタイミングである作品と出会い、片手演奏でもOKという価値転換が起こったのではないかと思います。ここには当然、息子からの優しい心遣いに対する感情も働いたでしょう。舘野の場合は、価値転換を経て、左手のピアニストとしてアイデンティティを再獲得したといえます。

舘野は、クラシックの演奏家としてはめずらしく全国各地にファンクラブがあり、発症後も、「ピアノは弾けなくてもいい、ただきてくれるだけでよい」と大歓迎されるような人物です。そのようなことをいってくれるファンの存在は、どれほど舘野を勇気づけ励ましたことでしょう。それは立派な演奏ができるピアニストとしての舘野ではなく、舘野の存在そのものを歓迎する態度だったからに他なりません。そのうえ、家族や友人たちの温かい支えにも恵まれていました。

その後、舘野のコンサートに足を運ぶ機会がありましたが、ステージ上の姿には迷いも気負いもなく、その穏やかで凛とした姿からは、左手のピアニストとして誇りをもって生きている自信がにじみ出ていました。

●奥 千絵子 ～膠原病による疼痛と複数の合併症を抱える現役ピアニスト～

奥 千絵子（一九五〇～）は、東京芸術大学卒業後、ウィーン国立音楽大学、ザルツブルク・モーツァルテウム音楽院で学び、一九七七年にはミュンヘン国際音楽コンクール第三位（首位）をはじめ、数々の国際コンクールで入賞歴をもつコンサートピアニストです。

一九七〇年代はドイツ、オーストリアを中心に活躍し、帰国後はピアニスト、ピアノ教師として精力的に活動をしていました。

奥を最初に病魔が襲ったのは一九九八年のことでした。乳がんでした。摘出手術により治癒したのも束の間、翌一九九九年には膠原病の一つ、皮膚筋炎に侵されていることが判明します。そこから奥の長い闘病生活が始まります。入院当初は、執拗な不眠と手の振戦が出現しているにも関わらず、テーブル上で指練習を続けます。ピアニストなら一日でも休まず練習をしたいという気持ちになるのは当然のことでしょう。ところがそうした努力を裏切るかのように、医師からピアノ演奏をあきらめるよう宣告されてしまうのです。絶望の淵に突き落とされるものの、簡単にあきらめることなど到底できませんでした。気持ちとは裏腹に症状はさらに増悪し、全身の顕著な筋力低下、記憶障害や行動異常、異常感覚まで出現するようになります。そのうち、不眠に加えて抑うつ症状までもが出現するようになり、さすがに奥からも笑顔が消えてしまいます。外泊時にピアノの前に座ってみても、あれほど愛したピアノを奏でたいという気持ちはまったく起こらなかったといいます。何とか退院はしたものの、重度の頭重感のつらさから死ぬことばかりを考えるという日々が続きます。ステロイド減量後も抑うつ症状は改善せず、精神科で薬物治療と精神療法が開始されますが、うつ状態の回復までにはなお半年を要しています。

ところが、うつ状態から回復しつつあったある日のこと、突然転機が訪れます。病院のレストランにピアノが置いてあるのを目にしたときのことでした。するとどうでしょう。あれほど弾く気になれなかったピアノが無性に弾きたくなったのです。すぐにレストランにお願いして演奏する機会を得ます。それ以降、レストランでときどき演奏するようになり、そのたびに、「ピアノに慰められた」と誰彼となく声をかけられるようになります。その経験は奥の心に何かを喚起しました。それまで、病のためにピアニストはおろか母親としても妻としても一人の人間としても、何もできなくなった自分の無力感にさいなまれていたであろう奥でした。しかし、まだ人の役に立つことがあったと気づき、喜びに浸されるのです。

その後、病は寛解と増悪を繰り返しつつも、少しずつピアニストとしての復帰を果たしていきます。現在は、疼痛と闘いながらもコンサートを継続して開催しています。インタビューで、疼痛によるコンサートへの不安はないのかとの問いに、

「痛みは持続しているが、あまり心配はしていない。弾けることのほうがうれしい」

と、穏やかな笑顔で語った奥でした。[16][17]

何も奥に限ったことではありませんが、表向きは芸術表現の追求という崇高な名目を掲げつつも、もう一方ではピアニストとして世に認められ大成したいという欲もあったであろうことが想像できます。しかし、演奏家生命の断念を覚悟した後は、演奏ができるということへの感謝と幸せをかみしめることができるようになったのは明らかなようです。自己の存在価値を、他者からの賞賛にではなく、他者への貢献の中に見いだすという変化が起きているように思います。この点からは、広義の価値転換が起こったといえるでしょう。そして、人に感謝される体験は、より高次の承認欲求の充足につながり、ピアニストとして復帰するための、健全な執着の発現の機会となったと考えられます。

奥の変化を俯瞰してみると、障害の受容に至ったかどうかなどどうでもよいことのように思えてくるのは私だけでしょうか。

●大江健三郎　～脳障害をもつ息子との共生をテーマに書き続けた作家～

大江は障害者ではありませんが、障害者の家族の反応を知るための参考として取り上げました。

大江健三郎（一九三五～）は、東京大学仏文科で渡辺一夫のユマニスム（人文主義）に傾倒し、サルトルの影響を強く受けました。在学中に発表した『奇妙な仕事』で注目され、二三歳のとき『飼育』で芥川賞を受賞するという輝かしい文壇デビューをします。しかし、脳に障害をもった息子光の誕生によって、小説家としての本質的な主題が変わることとなります。一九六四年に発表された『個人的な体験』で、障害児である息子との共生を描き、それはその後の創作を貫くテーマとなります。

興味深いことに、大江は日本のリハ界では最も知名度の高い上田の障害受容モデル（詳細は第七章を参照）を引用し、障害をもった息子よりも自分たち家族のほうが、まさにショック期から受容期への過程を歩んだと語っています。障害者とその家族が、ショック期、否認期、混乱期を、いかに苦しみをともにしながら共生するか、そのうえでいかに解決への努力期に至り、ついに受容期に入っていくか、その答えが具体的にあらわれるときが小説の完成であると説明するのでした。そして、特にショック期、否認期、混乱期の重要性を強調し、その大きい苦しみの過程がなければ、確実な受容期もないと説きます。さらに、受容期に至ったと思われる人々に共通にみられる明らかなしるしとして、「decentな」人格があると付け加え、光の中にそれをみるといいます。

光は言葉による表現を苦手としましたが、その代わり音楽によって心を表現しました。

大江は、悲しみや苦しみといった人間を突き詰めさせる力を表現することが、同時に悲しみ、苦しみからの回復であると語ります。そして、光が自分の音楽表現を通して回復し心が癒されるように、障害児である光と共生してきた家族もまた回復し、それればかりでなく光の音楽を聴く人々にも癒しが波及すると述べるのです[18][19]。

大江の語りを繰り返し読んで思ったことは、なんと見事な納得のための物語なのだろう、ということでした。そこからは、そのように意味づけをして自分を納得させないことには、とても生きていくことができなかったほどの、大江の心の動揺が浮き彫りにされているように感じます。

大江の語りで気になる部分が二カ所ありました。一つ目は、大江本人が上田の障害受容理論[20]とまったく合致していたと証言している点です。他の芸術家たちが一様に障害受容理論とは多少なりとも異なる反応を示していたことを考えると、理論と完全に一致することは、たまたまそうだったのかもしれませんが、ちょっと不思議な気がしました。大江ほどの人物ですから、息子の障害を前にしてありとあらゆる文献を調べ尽くしたに違いありません。そして、その過程で上田の理論という公認されたナラティヴに出会い、その知識が先行してしまったがゆえに大江の物語が制約を受け、語りに影響した、と考えることはできないでしょうか。

小説家としてのテーマを変えてしまうほどに、また「恢復」という言葉を必要とするほどに、障害をもった息子と共生することは、大江を激しく動揺させ苦悩させた体験であったことは容易に想像されます。だからこそ、上田の理論に寄りかかることで自分が遭遇した体験に意味づけをし、少しでも心の安息を得たかったのではないでしょうか。

大江は価値転換には一切ふれていませんが、光の言語能力の欠如に目を向けることから、音楽的才能という秀でた部分に目を向ける方向に転じています。この気づきを機に大江の回復が始まったといってよいと思います。しかし、これは光の存在そのものという本質的価値に気づいたこととは異なるものでした。

もう一カ所は、「受容期に至ったと思われる人々に共通に見られる明らかなしるしとして、『decent な』人格がある」と述べている部分です。「decent な」人格という場合の語義は、上品な、寛大な、感じのよい、慎み深い、礼儀正しい等でしょうか。大江がどのような人格をイメージしてこの言葉を使用したかは不明ですが、いずれにせよ素敵な人格を想像させます。大江はそれを光の中にみるといっていますが、先ほどの論理からいうと大江自身にもその人格が備わっているということになります。

この「受容した人はdecentな人格」という表現からは、大江の理想とする障害受容者像が投影されているように思えてなりません。ある種の試練を乗り越えた人に人格的変容が起こるということは一般によくいわれることです。しかし、大江がそういう一般論をもち込んだということには正直驚きました。そして、そのような人格変容の考え自体に人を差別化する問題が潜んでいるのではないかとも危惧します。受容できなくてもがいていた私からすれば、この「受容した人はdecentな人格」だという表現は、少しばかり配慮に欠けた言い方に感じられます。大江自身もそのような葛藤を抱いたことがあろうと思うのですが……。

それにしても、大江ほどの現代を代表する知性のような人でも、あの比較的シンプルな理論を簡単に取り入れてしまったということが、今も解せません。もちろんこれは、当時はそれほどの議論が、今のようにはなかったことを考慮に入れたとしてもです。そしてそれが、大江自身『個人的な体験』で吐露しているように、冷静な判断力と思考力を奪ってしまうほどに、大きな大きな出来事であったこともわかります。批判ではありませんが、このことは障害に関わる問題が、大江のような知識人であろうとなかろうと、誰にとってもなお難しい問題であることを示しているように思います。

●ジャクリーヌ・デュ・プレ　～多発性硬化症で演奏家としての道を絶たれた天才チェリスト～

本事例の資料は、本人ではなく姉と弟による著、『風のジャクリーヌ～ある真実の物語[21]』を参考にしました。

ジャクリーヌ・デュ・プレ（一九四五～一九八七）（以下、ジャッキー）は、幼少期から音楽家の母の熱心な音楽教育を受け、早くからその才能を開花させた英国のチェリストです。指揮者のダニエル・バレンボイム（以下、ダニー）と結婚後、その名声は世界的にも不動のものとなります。

そのジャッキーを病魔が襲ったのは、音楽家として絶頂期にあった一九七三年、二八歳のときのことでした。病名は多発性硬化症（注2）でした。発病によってチェリストとしての道を

（注2）多発性硬化症は中枢神経系の脱随疾患で、再発と寛解を繰り返し、多種多様な経過をたどるため予後の予知は困難であるといわれている。[22]

断念し、一時はチェロ教師として新しい道を歩みはじめますが、病気の進行でそれもかなわず、四二歳の若さで死去します。ジャッキーの場合は死の転帰をとったことが、他の芸術家とは大きく異なる点です。

多発性硬化症の診断を聞いた直後の両親への電話では、

「私、不治の病にかかっているらしいの。でも、心配しないで。まだ、そんなに重くはないそうだから。きっと治ると思うわ」

と明るい口調で話しています。これは、私もそうでしたが、両親を心配させないための口上であったことは間違いないと思います。しかし、この時期は本人にも家族にも、多発性硬化症は必ずしも致命的な病気ではなく、時に長い寛解期が訪れることもあると説明されていましたので、深刻さはそれほどなかったのも事実でしょう。病気は治るものだと信じて疑っていなかったと資料に記載されていることからも、段階説の「否認」とは違う状態にあったといえると思います。

ところが、病は思いのほか進行が早く、診断を受けてわずか一八カ月後には、家事や身辺処理にヘルパーが必要となります。このころのマスコミのインタビューでは、同病者への配慮から意識的に勇敢に病に立ち向かっているポーズをみせてはいますが、短期間で容体が悪化したことには相当の不安があっただろうと想像できます。しかしそれでもまだ回復への希望は捨てておらず、ニューヨークまで最新治療を受けに行ったりもしているのです。この態度にはいわゆる「回復への期待」や「執着」がみてとれます。

ところが、治療先のニューヨークでショックな出来事が起きてしまいます。そこの医師が最悪の場合の予後を伝えたのです。このときばかりは、明るく振る舞ってきたジャッキーも、「私、死ぬの……」と泣きながら家族に訴えています。これは医師の悲観的な発言に対する反応性のものであり、段階説の初期にみられる発症に対する「ショック」と同列に扱うことはできないでしょう。しかし、もしも発症時にニューヨークでのような予後を聞かされていたならば、段階説の「ショック」が起こったことは十分考えられます。

その後、英国より勲章を受章したのをきっかけに、突然ラジオやテレビへの出演を決めたり、精力的にレッスンを行ったりと、非常に前向きな言動が現れるようになります。自身の人生についてのドキュメンタリー番組の中で、

「私は弾きたい曲はすべて弾き、尊敬する人々と共演しました。そういう意味ではやり残したことはないのです。……教師として新しいキャリアに踏み出す心の準備は整っているのです」

と語っています。これは不自然に前向きで虚勢を張っている印象があることから、「見せかけの価値転換」を伴った「仮面の受容」（傍点、著者）の可能性が高いように思います。

三七歳を迎えるころには、嚥下と明瞭な発話がますます困難になるというところまで病が進行していました。この時期は自分の言動の限界にいらだちを覚え、近親者へ毒舌をふるうことも多くなり、心情的にかなり追い詰められている状況が目に浮かびます。このころには病魔が脳までをも侵していた可能性もあり、障害反応としての「怒り」に起因するものばかりではなく、脳障害の影響による人格変化とも考えられます。

晩期には寝たきりの状態が増えていく中、ジャッキーを支え続けてきた最愛の母が末期がんで亡くなってしまうという悲劇がジャッキーを襲います。その後のジャッキーは急速に生きる希望をなくし、病状も急激に悪化して、一九八七年一〇月一九日、四二歳の若さで、夫ダニーに看取られながらついに帰らぬ人となったのです。

ジャッキーの場合は、進行性の不治の病であったことが障害反応に大きく影響したことは明らかです。それも一〇年以上という長期にわたる不自由を強いられた闘病生活でした。加えて、プライドの高さ、脳障害の影響、人格の未熟さ等々が複雑に絡み合い、障害の受容をいっそう困難にしていた可能性もあります。

障害受容理論はすべて「受容」または「適応」に向けたベクトルであるため、「絶望」や「不適応」に相当する要素はありません。ジャッキーの経過はどの段階理論にも当てはまらず、価値転換も起こらず、死に向かう病でありながら、キューブラー・ロスの死の受容過程にも一致していなかったのです。

芸術家たちの態度からみえてきたこと

●一貫した芸術至上主義

ジャッキーと大江を除く八名の芸術家は、障害がかなり重度になっても、創作活動や表現活動をあきらめるどころかますます純度を高めて、そこに自分のエネルギーを注ぎ込んでいったことがわかります。ジャッキーの場合は病の進行により演奏能力を奪われてしまいました。芸術家といっても演奏家の場合は身体状況がダイレクトに演奏に反映されるという特殊性があるため、否応なく演奏をあきらめるしかなかったのです。また、中には舘野のように、現実の身体状況とピアニストとして活躍してきた自己像との乖離による葛藤に苦しんだ芸術家もいましたが、それは一時的なものでした。

ジャッキー以外の大江を含む芸術家たちには、一様に芸術に没頭する姿がみられました。ということは、身体状況さえ許せば、それは大部分の芸術家に普遍的な態度だということができるのかもしれません。彼らにみられる態度は芸術至上主義的です。（注3）彼らはひたすら自分の芸術表現を求め続けて、障害があっても芸術をあきらめたり、身体状況に見合った生き方、つまり芸術以外の道を探したりすることなどまったく考えていませんでした。彼らにとって、病や障害は芸術に向かわせる促進因子にはなっても阻害因子にはなっていないのです。

では、なぜ彼らはそれほどまでに芸術に没頭したのでしょうか。

それは芸術という行為が単純におもしろいからではないでしょうか。我を忘れるほどおもしろい――。「快楽」といってもいいかもしれません。快楽は刺激的で興奮を伴います。この場合の快楽は pleasure ではなく ecstasy のほうです。

Ecstasy とは無我夢中、有頂天、狂喜、忘我、恍惚等と訳されます。その語源はギリシャ

（注3）〝芸術のための芸術〟を主張し、芸術の社会的・道徳的効用を否定する思潮。ゴーティエ、フローベール、ワイルド等が知られる。

語の ekstasis（正気を失わせること、混乱させること）からきていて、接頭語 ec-（外へ）と stansy（置く）で「意識の外へ置くこと」というのが元々の意味です。原義の「正気を失わせること」とは、すなわち「乱すこと」です。ちなみに pleasure の語源は古フランス語の plesir（愉快、満足）で、please（喜ばせる）と-ure（状態）が合わさったものです。

作業療法では、作業のもつ「没我性」を利用して、症状等の囚われからの解放を目指したりしますが、たとえばトランプに興じる等といった場合、あくまで pleasure の域を超えることはなく、ecstasy ではないのです。

話を元に戻すと、〝芸術する〟過程こそが心躍るような体験でエクスタシーだということです。理性も何もかもを忘れて非日常に向かわせてくれるエクスタシーだからこそ、彼らはそれに没頭したとはいえないでしょうか。

では、なぜ彼らはエクスタシーを求めるのでしょうか。

エクスタシーとは外へ置くという意味ですから、芸術に没頭している間は障害という現実から抜け出すことができるのではないかと思うのです。となると、没頭できるものでなければ芸術をやっても意味がない、という理論も成立することになります。

ここで私は思い至ります。彼らが機能回復のために作業療法を受けたという記述もあり

ませんし、たとえルノワールやジチーの時代に作業療法があったとしても、誰一人として
それを希望することはなかっただろうということです。作業療法における芸術活動は、基
本的には彼らの目指す「芸術のための芸術」ではありません。ですから、作業療法のよう
に何か別の目的のために芸術を利用するという考え方は、最初から彼らの志向とは異なる
のです。

障害を少しでも軽減するための作業療法（における芸術活動）よりも、芸術家たちのよ
うに、ひたすら芸術を追求するほうが障害を忘れることができたというのは、なんとも皮
肉な話ではありませんか。このことは、作業療法士としての私には、作業療法における芸
術活動を見直さなければいけないと考えるきっかけとなりました。また患者としての私に
は、障害があるから芸術行為ができないと考えるのではなく、むしろ取りあえず、できて
もできなくても芸術行為をしてみると何かいいことがありそうだという予感が与えられ、
希望となりました。

●「克服のナラティヴ」に対する反応の二分化

第四章で書いたように、最近の障害学や社会学では「克服のナラティヴ」という概念が
取り上げられています。ここでの事例で振り返ってみると、ジチー、アレン、舘野、奥、

大江、ジャッキーが、一時的にせよ何らかのかたちで克服のナラティヴの中に身を置いていたということができるでしょう。しかし、ルノワール、ペッテション、シュニトケ、ベイリーからは、明らかな克服の態度はみえてきません。このように、克服のナラティヴでは、芸術至上主義とは違って芸術家たちの反応が二つに分かれていたことがわかりました。

一般的に患者というものは克服のナラティヴに囚われやすいと第四章で述べましたが、半数を超える芸術家が克服のナラティヴを取り込んでいたことから、芸術家も例外ではなさそうです。しかし一方で、四名の芸術家は克服とは無関係に生きていたということには注目せざるを得ませんでした。

ルノワールとペッテションについて考えると、リウマチという、当時の医療では痛みのコントロールも悪化を食い止めることも困難な病に耐えたり気を紛らわすためには、芸術に没頭することが最善だったのかもしれません。シュニトケは障害について、克服すべきものどころか彼の創作活動に恩恵をもたらした不思議な力をもったものと肯定的にとらえていました。ベイリーも克服のナラティヴからは無縁でした。むしろ障害を積極的に芸術表現に利用するという画期的なアイデアさえも提供してくれました。

多くの人が取り込みやすい克服のナラティヴに支配されていた六名からは、私たちがつくり上げる物語は往々にして社会的に優勢な言説に支配されやすいということに気づかせてくれましたし、大部分の人とは異なる反応を示した四名の芸術家からは、克服以外の生き方があることを学ぶことができました。

●克服のナラティヴと障害受容理論の親和性

克服のナラティヴを取り込んだ人たちと取り込まなかった人たちに分かれたわけですが、その延長線上で、もう少し克服のナラティヴを話題に書き進めます。先ほど、克服のナラティヴは世間のあちこちで見聞されるゆえにたやすく取り込みやすいといいましたが、ここでは障害受容理論（第七章参照）との関連で考えてみたいと思います。

価値転換理論にも段階理論にも克服のナラティヴが潜んでいることに思い至ります。受容のためには価値の転換が必要であると迫り、あるいは否認や怒りを通ってでもいいから最終的に受容に至ることを示すストーリーは、「克服のナラティヴ」が理論という体裁の隠れ蓑に姿を変えて現れたものということができるでしょう。

このように両者の親和性を認めるならば、克服のナラティヴを示した芸術家たちはこの人生の試練を、障害を、受け入れなければいけないとどこかで思っていた可能性も示唆されます。何しろ元祖はあのベートーヴェンなのですから。

しかし一方で、芸術表現領域においては価値の対象を、表現する人間よりも表現された芸術のほうに置くという特殊性があります。人間よりも芸術のほうが関心の対象であり、人間よりも芸術のほうが上位にくるのです。人間の反応を対象として考えられた障害受容理論とは、このように根幹の部分が異なるということも知っておかなければいけないでしょう。

研究者は障害受容という難題を前に、理論化することで障害者と障害受容を結びつける納得の材料を探そうとし、また当事者も大江のように自分を納得させるための道具として合理化してその理論に依存する……。そしてこうした理論に自らを「適合」させようと、知らず知らずのうちに克服への努力を始めるのではないでしょうか。

そうした態度の肯定的ゴールは、理論では一般的に「適応」とか「受容」等という言葉で表現されます。克服、適応、受容等の言葉は耳心地がよくて私たちは大好きですけれど、それだけに安易に使われやすい要注意人物ならぬ「要注意言葉」なのではないでしょうか。

●ベイリーの特殊性

障害受容過程のどの項目にも該当せず、価値の転換さえも寄せつけず、障害受容理論などを超越した生き方をしている芸術家がいることが示されましたが、そのような芸術家の中でも、ベイリーは際だった存在感を放っていました。それは、ベイリーは精巧な技術を必要とされる演奏家でありながら、演奏をあきらめるどころか逆に障害を有効利用したという点です。その態度は芸術家たちの中でも突出していました。このことから、芸術家の中にはベイリーのように社会の常識や一般論から逸脱する思考をもつ、特殊事例が存在することがわかりました。

ベイリーと同じ立場ということで芸術家一〇名の中の演奏家五名とを比較検討すると、以下のような差異が指摘できるように思います。

ベイリー以外の五名の演奏家のうち、アレンを除くジチー、舘野、奥、ジャッキーはジャンルでいえばクラシックの演奏家です。クラシックは作曲家が書いた楽譜を忠実に再現するという意味で再現芸術とも呼ばれ、演奏における自由度は低く枠組みが明確であるという特性があります。そのため、緻密で高度な演奏技術が必要となるのです。ですから障害によってその演奏技術が奪われた瞬間から、芸術表現そのものが不可能となり、障害は一義的に敵対するものとなってしまいます。

これに対して、フリー・インプロヴィゼーションの世界を追求したベイリーは、形式の一切存在しない偶発的な音の羅列の中に面白さを見いだそうとしました。その音楽は偶然性に彩られ、二度と再現できず予測も不可能であることから、枠組みの非常に緩いきわめて自由度の高い芸術活動ということになります。枠が緩く自由度が高いほど、障害をもった身体に対する許容度は拡大されます。そのため障害への直面化を回避できる可能性も拡大されます。もしも、ベイリーが既成楽譜に沿って演奏するギタリストであったならば、今回のような特異反応はみられなかったことは確かでしょう。

以上から、少なくとも芸術活動の自由度の相違が、両者を分ける鍵となったと考えられます。

第九章

障害からの自由
―芸術に何ができるか

第七章、第八章では芸術と障害をテーマに書いてきました。ここでは、そのテーマの総まとめとして、これまでの作業療法が見落としてきた多様な芸術の様態や芸術思想について言及したいと思います。さらに、「患者の私」からヒントをもらって「作業療法士の私」が考えたこれからの作業療法における芸術活動について、障害受容の観点と絡ませて提案したいと思います。

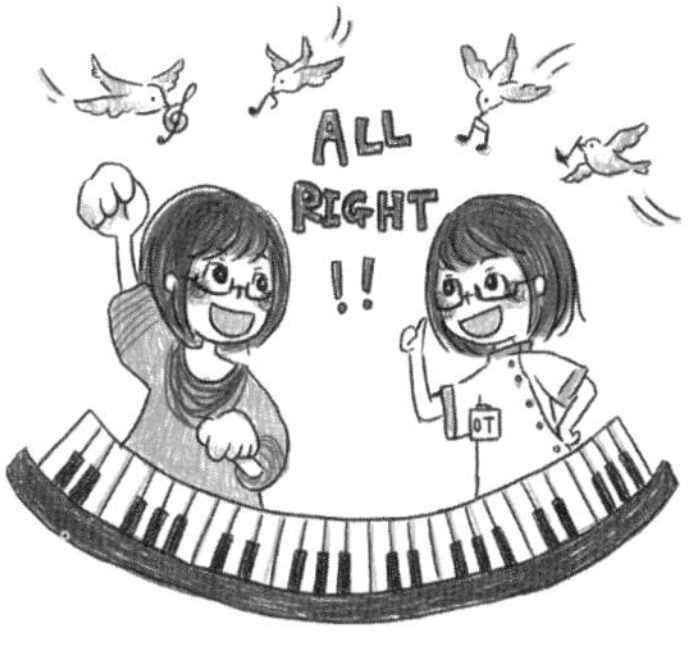

芸術か社会か……二択問題？

病前のようにはピアノが弾けなくなってしまった私は、人生の旅路に常に障害が伴走することを長い間受け入れることができませんでした。ところが、前述したようにベイリーの芸術家としての態度を知ったことで、芸術表現の様態によっては私を苦しめている障害受容の呪縛から解放させてくれる可能性があることに気づきました。

しかし、残念ながらこの可能性には、芸術の価値に対する一般の人々の認識が大きく影響することも否めません。クラシック音楽やポピュラー音楽のように「美」や「価値」が社会文化的に安定している場合は、それに沿った芸術表現をしているかぎり、障害受容に関しても一般的な人々の考えと大きく齟齬《そご》することはないと思います。

たとえば生まれつき盲目の人が、立派にクラシック音楽やポピュラー音楽の演奏家として活躍するのをみた場合、人々は手放しでその努力を褒めたたえ感動します。クラシック音楽やポピュラー音楽の演奏家が片腕の演奏家として復帰を果たした場合も同様です。また、一般の障害者が一生懸命練習した結果をコンサート等で発表する姿をみた場合にも、同じような反応をみることができるでしょう。そこには、人々の抱く芸術感と障害者が表現する芸術表現にあまり差異がないという条件下でのみ、「障害にめげずにがんばっている人」という思考が発生し、それが障害を受容している姿に結びつくというメカニズムが働いているのだと思えるのです。

しかし、障害者の表現する芸術が現代アートのように「みても（聴いても）どこがいいのかさっぱり訳がわからない」といった、強烈な個性や新しい価値観に依拠するところが大きいものの場合は、社会文化的に安定的ではなく、その価値観は一般に受け入れられるとはかぎりません。自分の芸術表現が、多くの人々から承認を得られるならば芸術家としての自信にもつながりますが、もしも見向きもされないならば、障害と共に生きる勇気さえくじかれることにもなりかねません。それでもベイリーのように、あえて狭い道を選ぶ人がいることも確かな事実なのです。

一般的な社会常識を中心に据えた価値転換理論等は、このような場合、元から適合し得ないことがいっそう明らかになってきます。ベイリーのような固有の価値観に基づく芸術表現のように、最初から社会文化的な一般的価値との連動の薄いものは、こうした議論の対象外となるのです。つまり、芸術表現を介した障害受容を考えるとき、その価値の礎《いしずえ》を社会に置くか芸術に置くかで、その様相は大きく変わってしまうということがいえるのではないでしょうか。ここのところを理解していないと、治療手段として芸術を用いる場合にも対象者と治療者との間でズレが生じ、その結果援助の失敗にもなりかねないというのが、私の行き着いた結論です。

作業療法士の芸術観

ここで、私の職業である作業療法士の芸術観について考えてみたいと思います。芸術活動は作業療法で行う活動種目の中でも使用頻度の高いものの一つです。それにも関わらず、これまで作業療法の世界では、活動の概説は紹介されても、芸術そのものについての議論をした形跡はないように思います。その理由としては、芸術をよい意味にせよ悪い意味にせよ特権視することなく、単純に作業種目の一レパートリーとみなしてきたことや、芸術専門家やその視点の参入が少なかったことが大きいのではないかと思うのです。

つまり、作業療法ではあまり明確に芸術観を検討されることもなかったといってよいのではないでしょうか。その結果、ごく常識的でかつ社会通念的な芸術観の中にとどまることとなったのではないかと思うのです。そして、その社会一般的な通念と感性で芸術活動の実践が続けられているうちに、いつしかそれが基礎となり常識化され、何らかの公認的認識となってしまっているように感じられます。

では、社会一般的な芸術の通念とはどのようなものなのでしょうか。芸術事典をひもとくと、芸術は近代に入ってから高級芸術（ハイ・アート）と大衆芸術（ロウ・アート）とに区別されています。高級芸術はあらかじめ近代主義芸術の知識と教養を必要とし、それをふまえて美術館や劇場に足を運ぶものであり、大衆芸術は印刷物、ラジオ、ＴＶ、映画等のように、複製を通じて享受するかたちを取るとされています[1]。

一般の人に「芸術とは？」と問いかけたときに、多くの人々はクラシック音楽とかヨーロッパの古い教会や美術館に飾られているような名画等の高級芸術を頭に浮かべる人が多いのではないでしょうか。一方テレビをつければ簡単に観ることのできる歌謡曲やドラマ等の大衆芸術は、あまりに身近すぎて芸術という認識には至らないように思います。そして、一般の人からみた高級芸術とは、ちょっと近寄りがたくて、一部の人たちだけが楽しむものという感覚ではないでしょうか。こうした背景には、カント以降の、崇高な芸術を特別視するあまり、手の届かないものとして扱った芸術思想があり、その影響を受けて一般通念的芸術観ができあがったことが考えられます。

芸術に関する理論や特別な訓練を求められてこなかった作業療法士も、漠然と芸術をとらえている可能性が高く、そこには確固とした芸術観があるようには見受けられません。

たとえば、第八章で触れた、芸術を自己目的化し、芸術の社会的・道徳的効用を否定してきた芸術至上主義の芸術観等は、知識としては理解できても実感としては理解し得ない世界かもしれません。

一方、トルストイ等はこれとは反対の立場をとります。トルストイ[2]は『芸術とはなにか』の中で、〝芸術のための芸術〟を主張する高級芸術の立場を痛烈に批判しています。トルストイは、内的標準をもたない高級芸術は外的標準を求めるが、その標準とは「もっとも教養ある人々の趣向」という権威に認められるかどうかであると述べています。しかもその趣向は正しい判断ともかぎらず、時代によっても推移する不安定なものに過ぎないと説明します。トルストイが行き着く結論は、芸術は人生に益するところがあってはじめてその存在意義があるとする、〝人生のための芸術〟という芸術観でした。

あらゆる作業活動と同様に、芸術活動もあくまで対象者の益のためにあるという作業療法の考えは、この〝人生のための芸術〟という考え方に近いといえるでしょう。かといって、作業療法がこのトルストイ的価値観に関心があったのかといえば、それも当てはまらないようです。

要するに、そもそも作業療法士は芸術の価値観というものに対して特別な関心を払ってこなかったのではないでしょうか。その無関心ゆえに、現代アート等の多様な芸術の様態に開かれていないことが指摘できるように思います。

作業療法における芸術活動の課題とこれから

●医療の志向性、芸術の志向性

作業療法では明確な芸術観をもたず社会一般的通念でしか芸術をとらえていないことから、美学・芸術学上の「芸術」と作業療法のそれの間に、概念的理解における食い違いの問題が発生するのは必至のことのように思います。

西洋の芸術思想の中でさまざまに表現を変えていわれ続けてきた「真理の発見」、あるいは「美の追求」といった芸術の本質への探求は作業療法には見当たりません。かといって、芸術の終焉を発表したダント(3)がいうように、歴史的・伝統的な芸術のドグマから解放され、多元的価値をもつものとして芸術を認識しているのかといえば、それも正しい表現ではありません。作業療法が多元的価値を尊重していることについては異論を挟む余地はありませんが、こと芸術の多元的価値という点になると、作業療法で論考された形跡がないからです。芸術思想に関するこの無関心は、一端とはいえ芸術を扱う作業療法の怠惰ともいえますし、もともと哲学的な発想をあまりしてこなかったことに起因するものとも考えられます。

初期の作業療法は、ウィリアム・モリスが中心となって発展させたアーツ・アンド・クラフツ運動の影響下で生まれました。[(4)(5)(6)(7)] アーツ・アンド・クラフツ運動が目指したのは芸術と生活の統合であり、[(8)(9)] それはいわば「芸術実用主義」という概念でとらえることもできるでしょう。「芸術至上主義」の立場からみれば芸術を生活にもち込むなどあり得ないことであり、両者間には統合はおろか歩み寄りの余地さえもないほどの障壁があります。にも関わらず、作業療法は芸術概念を議論しようとすることなしに芸術の治療的有用性だけに着目し、芸術のもつさまざまな様態を言わば一括りにして、簡便化して導入している状態にあると考えられます。

そこには、美としてのartと技術としてのart、あるいは高級芸術と大衆芸術、芸術至上主義と芸術実用主義といった、二項対立の構造が隠されているように思います。このような隠された構造が、作業療法の芸術活動の位置づけに、ある種の混乱を生じさせているのではないかと思うのです。つまり、手作業に意義を見いだすという初期の思想に、近代西洋の芸術至上主義的近代思想を中途半端に混入させてしまったゆえに混乱が生じ、自らの足場を不安定なものにしてしまっているのが、今日の作業療法の姿ではないでしょうか。

これに加えて、患者個々人の抱く芸術の価値観の多様さに意識を向ける必要もあります。芸術に命を懸けるような芸術家から、バッハやモーツァルトも美空ひばりも単なる娯楽や癒しのツール程度に考えている立場まで、芸術的価値観の重要度は個人によりさまざまです。作業療法士は決して個人のニーズに無関心だとは思いませんが、もしも、命と引き換えにしてでも作品を完成させることを最優先したい芸術家が自分の患者であったとしたらどうでしょうか。命よりも上位を占める芸術の個人的意味について作業療法士が正しく理解せず、医療者の本分としての、あるいは一般社会通念としての「命より尊いものはない」という思想を優先させるとしたら、その患者の価値観を受け入れ支援することは難しいことになります。患者が趣味の域を越えない芸術愛好家であったとしても、類似した状況は考えられるでしょう。

ここには明らかに医療の志向性と芸術の志向性との背反をみて取ることができ、従来の作業療法の枠組みでは対応不可能な部分がどうしても生じてしまうと思います。

●芸術からみた作業分析の功罪

作業療法では用いる作業活動について、あらかじめ運動系、認知系、コミュニケーション系等々から分析する「作業分析」というものがあります。しかし近年、作業分析のみからは作業に取り組む患者のさまざまな姿がみえてこないという指摘等、作業分析に対する批判も生じています。そこで、芸術という作業活動からみた作業分析に潜む功罪について考えてみたいと思います。

作業分析はその作業のもつ特性を把握するためのもので、その作業が治療目的を達成できるかどうかを検討し、治療の段階づけをし、心身両面のリスクを回避するために、作業療法ではなくてはならないものとされています。したがって、その重要性を否定するつもりはありません。しかし、芸術のような創造的活動の分析や意味づけが容易ではないことは、これまでの芸術学、美学、心理学等さまざまな立場からの言説をみるまでもなく明らかです。

芸術は簡単にはとらえにくい複合性ゆえに未知の部分が多く、専門家でも事前に作業特性を把握することが難しいのです。とするならば、非専門家である作業療法士が芸術活動を作業分析するのは決して容易ではないと考えるべきでしょう。しかし、むしろそこにこそ芸術活動の素晴らしい特性が隠されていて、その予測不能性が人間の生の営みそのものにも通じ、回復のきっかけとなることも多々あるように思えます。

もしも、このような芸術活動に対して習慣的に作業療法的方法論による作業分析を加えるなら、その活動を分析結果の枠の中に押し込んでしまい、予想外の治療的進展の可能性を摘むことにもなりかねないと思います。こういったことは「芸術のもつリアリティの喪失」と呼ぶこともできるかもしれません。

●現代の芸術表現

こういったところから、さらに考察すべき次の課題が導き出されます。すなわち、芸術表現の現代的視座についての作業療法の無関心ぶりです。

ポスト・モダンの波が押し寄せている現代は、もはや高級芸術と大衆芸術というような単純な図式を超えて、多種多様な主義主張が多種多様に存在している時代に突入しているといってもよいでしょう。ちょっと周りに目を向けると、近代の芸術思想の唯美主義の流れを汲むもの、そうしたアカデミックな既成の芸術規範に反発して生まれたダダイズム（注1）に

（注1）一九一六年にスイスで始められた反芸術運動。戦争の愚かしさや虚しさから生まれた既成概念の否定が叫ばれた。

端を発するアヴァンギャルド[注2]、既成芸術の枠に収まりきらず「卑俗な日常性への下降」と宮川[10]がいうところの反芸術、芸術という母体から離脱し芸術であること自体を否定する脱芸術、そしてアウトサイダー・アート等々が同時に存在しています。今では、芸術という立場そのものがもはや安定的ではないといえます。

特に障害者と関わることの多い作業療法では、アウトサイダー・アートが示唆するところは大きいのではないでしょうか。たとえばヘンリー・ダーガーの作品は、アウトサイダー・アートの代表ともいわれています[11]。ダーガーはその死後に、一万五〇〇〇頁にも及ぶ『非現実の王国として知られる地における、ヴィヴィアン・ガールズの物語、子供奴隷の反乱に起因するグランデコーアンジェリニアン戦争の嵐の物語』という原稿と、数百枚の絵が発見されています[12]。一人暮らしの変わり者で貧しい掃除夫として人生の大半を生き、八一歳で一生を終えたダーガーは、絵画の専門的学習経験は一切ありませんでした。原稿のタイトルからも描かれた絵からも、正常から逸脱した精神状態の持ち主であったことが

（注2）一九世紀前半に始まった芸術の諸傾向。シュルレアリズム、抽象主義、ダダイズム等、アカデミックな既成の芸術規範を敵と見なす諸傾向一般を指す。

容易に想像されます。彼の場合は、絵や小説の製作に打ち込むことで精神の安定が図られ、掃除夫としての仕事を全うできたと考えることは、ごく妥当な考えではないでしょうか。

わが国では、今村花子のたべものアートが、展覧会だけでなくドキュメンタリー映画（佐藤真監督『花子』、二〇〇一）にもなって話題となりました。これは、重度知的障害者の花子が畳の上に食べ散らかした食べ物を、母がもしかしたら何かをつくろうとしているのではないかと気づき写真に残しはじめたのがきっかけで、それが世に出てアウトサイダー・アートとして評価されたものです。

こういった一般からは異常なものとして扱われる表現に作品としての意義を認める視点は、多様性・流動性の性質を包含する作業療法だからこそ、他の芸術関連療法に先んじて光を当てる、先駆的働きができる可能性をもち合わせてはいないでしょうか。

アヴァンギャルドの一例としては、高松次郎らによって結成されたハイレッド・センター(13)の『山手線事件』のパフォーマンスを取り上げてみたいと思います。これは、当時アングラ（アンダーグラウンドの略）と呼ばれたサブカルチャーに属するといってよいのでしょうか、顔にまっ白な化粧を施した男性がオブジェをもって山手線に乗り、乗客を前にしてある所作を繰り返すというアジテーション（挑発的な行為）です。

音楽では，たとえばジョン・ケージ(14)がいます。ケージはピアノの弦に消しゴム等の異物を仕掛け、音色やピッチに変化をもたせたプリペアード・ピアノを考案したり、中国の易からヒントを得てコインを投げ、偶然性を利用して作曲した「易の音楽」を発表したり、一切楽音を発しない「四分三三秒」で音楽の沈黙の意味を問いかけたりしています。また、何度も登場しているデレク・ベイリーも、ギターに細工を施して音色を変えたりしていきます。

以上紹介したような、一般大衆の想像の域をはるかに超えた芸術が現実には存在しているという事実を、もう一度確認しておきたいと思います。というのも、こういった芸術は、作業や人間の流動性や多様性には高い関心を示す作業療法にとって、たいへん有効なリソースである可能性がみてとれるからです。

多面体としての芸術―芸術実用主義と芸術至上主義

さて、芸術至上主義の立場からみれば、芸術を生活にもち込むなどあり得ないことです。しかし、芸術至上主義も含めた、多岐にわたる芸術の特質に開かれた芸術活動を実践することこそ、多様な患者のニーズにきちんと応答するために重要です。患者が心に抱いている物語をおろそかにすることなく、多角的な目配りのもとに最適な芸術の形態が検討されなければいけないでしょう。そうした視点をも含めて、今後の作業療法における芸術表現の方向性について提案をしてみたいと思います。

ここでの私の主張を一言でまとめるならば、「多面体としての芸術」の享受に集約されるように思います。そこを目指すことによって、患者と作業療法士の双方が障害のもつ制約から自由になれるように思います。ひいては、存在価値の再構築・再発見につながることを期待したいと思います。

それではどうすれば芸術を多面体として享受できるのでしょうか。

近代西洋芸術思想が生んだ高級芸術と民衆の間に根づいて発展してきた大衆芸術は、二〇世紀に入ってその乖離が進みました。しかし、コピーとオリジナルが交錯する現代の情報化社会にあって、その区別は無化されつつあるといわれます[1]。脱芸術という運動さえもみられる現在、芸術活動に「芸術」という枠を付けること自体にも何やら不自由を感じる時代にきているといわねばならないでしょう。

こうした芸術概念の拡大は、障害受容概念からの解放支援に対しても、その可能性を高める手段になり得ることが、ベイリーの事例や私の語りからも明らかにされたと思います。

それをさらに補足するものとして、近年みられるようになった、一般の人々の「芸術の用い方のいっそうの拡大」という現象も挙げてみたいと思います。社会学者のデノーラ[15]は、人々が日々の生活の中で音楽を自らの心のケアや集中力向上、追憶等、単なる装置（device）として用いていることを指摘し、音楽の芸術としての概念はその働きを拡大してきたと述べています。そして、このように個々人がそのニーズを達成するための装置や材料として音楽を用いることを、"music as a technology of the self"という言葉で説明しています。

ここには近代西洋思想の遺産としての芸術の姿はみられません。これは芸術をある意味で実用主義に徹した角度からとらえたもので、ここからは各人各様のあり方で芸術を利用すればよいという、非常に懐の深いメッセージ性が伝わってくるように思います。と同時に、これは間接的に、芸術学や美学の学問域から発せられる芸術の解釈と、現実生活で人々が実践している実際の芸術活動との乖離を指摘したものであるとも考えられます。

デノーラのこの見解は、前に述べた芸術実用主義を「多面体としての芸術」としてとらえる立脚点として提供してくれるものではないでしょうか。そしてそれは、従来とらえていたのとは異なる次元の、「芸術の日常使い」とでも呼べるような人々の実践を浮上させせます。ここから多面体の一部としての、新しい観点からの芸術実用主義のあり方も描けるように思います。

さらにこのような新しい芸術実用主義の観点は、近年のリアル・オキュペーション[16][17]という考え方とも親和性があるように思います。これは従来のような治療目的や手段としての作業活動という前提から離れ、作業療法の実践の場を病院や施設から対象者の実生活というリアルな場に移すというものです。これを芸術活動に応用するならば、治療的操作性を抑え、対象者が日常生活で実践している芸術表現に意義を認め、促進し支援するということになるでしょう。これは、先に挙げた"music as a technology of the self"や「芸術の日常使い」とも近似し、対象者自身がその芸術活動の意義に気づき、自らのあるべき姿を検討したり自立的に健康を育んでいくことを考えるという点で、何か新しい作業療法の夜明けを予感させるもののように感じています。

以上は作業療法の芸術実用主義的側面を補強する考え方を紹介しましたが、次にその反対の立場と考えられる芸術至上主義寄りの考え方から、芸術の多面性について考えてみたいと思います。

この立場は芸術の自己表現機能を最大限に利用し、芸術表現行為に潜在するパワーに意義をおく方法論と説明できるかもしれません。たとえば、エイブル・アート・ジャパン編の『〝癒し〟としての自己表現―精神病院での芸術活動、安彦講平と表現者たちの三四年の軌跡』(18)では、美術作家の安彦講平による精神病院での造形教室から誕生した表現者とその作品が紹介されています。そこでは、安彦によりさまざまな芸術的試みがなされ、一人の精神病者にすぎなかった人が秘められた才能を開花させ、圧倒的な表現者へと生まれ変わっていく姿をみることができ、大変感動を覚えます。

エイブル・アート・ジャパンの播磨は同書の中で、アートセラピーは「治る」ことよりも「治す」イメージであるが、安彦らの活動は自己表現を通して「より良い状態」へもっていくことを重視していると述べています。安彦も療法というい方を嫌い、あくまで自己表現のための活動と位置づけているのです。より良い状態を志向するところは作業療法の目指すところと何の相違もありませんが、安彦らの活動は芸術表現行為そのものに意義をおく立場を貫いている点が、作業療法との大きな相違点だといえるでしょう。

この点は、他の芸術関連療法でも同様の傾向が見いだせると思いますが、作業療法では「治療的」であることにこだわり、狭義に作業を措定することが少なからずあるように思います。こういった側面では、現実問題として表現者としての視点をもたない作業療法士は、表現行為自体に潜む力を十分理解しないがゆえに、対象者へのエンパワメントとしての活用について、適切には対応できない現状があるように思います。

以上、いろいろと述べてきましたが、作業療法における従来の芸術常識主義が悪いといっているのではありません。芸術実用主義や芸術至上主義、あるいは芸術常識主義等に囚われず、もっと大きな枠組みから芸術の多面性という観点をもつことが必要ではないでしょうか。

新しい時代の作業療法を目指して―障害をアートに

自らの障害を芸術表現に活用するような芸術的態度は、調べていくとベイリー以外にもあることがわかりました。たとえば現代作曲家のロバート・アシュリーにみることができます。アシュリーは自らのトゥレット障害(注3)の不随意性の音声チック（Tourettic voice）をそのまま音楽に取り入れた、『Automatic Writing』(19)という音楽作品を発表しています。自

（注3）チックという一群の神経精神疾患のうち、音声や行動の症状を主体とし慢性の経過をたどるものを指す。運動性チックと音声チックに分けられる。

らもトゥレット障害者でありギター奏者かつ研究者でもあるスティンゴ[20]は、アシュリーのこうした仕事の重要性を、音声チックを抑圧する代わりに彼自身の声として肯定している点にあると指摘しています。

また、わが国では、大阪に劇団「態変」[21]という身体障害者だけで構成されるパフォーマンス集団があります。驚くべきことに、2／3のメンバーは車いすを必要とする要介護者です。「態変」の主張は、障害された姿態をあえてそのまま観客にさらすことで芸術を創出しようとする点にあり、それは障害を否定的にしか価値づけない社会に対する挑戦状でもあります。また、神戸にある「音遊びの会」[22]も、障害児集団と芸術家たちが共にコラボして、まったく枠組みのないフリー・インプロヴィゼーションをその場でつくり上げていく活動を実践し、各地で公演やワークショップを行っています。その他、日本の各地で障害と芸術の融合を試みている団体やプロジェクトがあることもわかりました[23]。

障害者による類似の活動にふれる機会も増えてきましたが、それらはあくまで治療や社会参加の一環としての意味合いをもつものも多いようです。マスメディアで紹介されるそれらは常に、「障害者による……」という形容詞が常套句のように付け添われて紹介され、障害者自身も家族もそのことに何の疑念も抱いていないことが多いように感じられます。

そして、これらの例とベイリーやアシュリー、「態変」等の活動との決定的な相違点は、後者はそこで表現されたものが芸術として十分な存在価値を放っているという点であり、障害を肯定的かつ積極的に芸術表現に活用しているという点です。

私はベイリーの自身の手の障害を逆手に取った発想や、アシュリーの自身のチック症状を作品化する試みや、「態変」の障害された身体を表現に使うときにこそ美の創造があるとする徹底した態度に、大いに可能性を見いだしました。

彼らの作品の形態は芸術表現の新しい姿勢を具体化したものです。そうした芸術表現のあり方を私は、"disability-inclusive arts"と呼んでいます。直訳すれば「障害包括芸術」となりますが、ここではわかりやすく「障害肯定芸術」としておきたいと思います。これは、障害自体に意味のある表現を描き出す可能性があるという芸術観に基づきます。そして、これはもっぱら現代アートのなかでしかみることができないものです。

これは、現代アートに疎く、同時に「障害はないにこしたことはない」という立場を取る従来の作業療法が持ち合わせていない発想といえるかもしれません。しかし、多角的視点をもつことをストレングスの一つとして掲げる作業療法であるならば、こうした発想も射程に入れなければいけないのではないでしょうか。たとえば、前衛芸術を単に奇をてらった風変わりなものという見方だけでとらえていたのでは、そこにある今までにない治療的潜在性を見落とすことにもなりかねません。こういった「障害肯定芸術」に加え、即興という表現形態も、先に述べた「多面体としての芸術」の一部として位置づけられるでしょう。

第三部

番外編

「飛行機に乗るぞプロジェクト」発動!

✻ もう一つの物語

突然の話題転換ですすみません。この本のコンセプトと違うではないかという声が聞こえてきそうですが、実は脱線したわけではないのです。私の病の物語を語るうえでどうしてもこの部分は外せないと思いましたので、番外編ということで書くことにしました。これはパニック障害患者と精神科作業療法士の間《はざま》を生きた、私のもう一つの病の物語です。

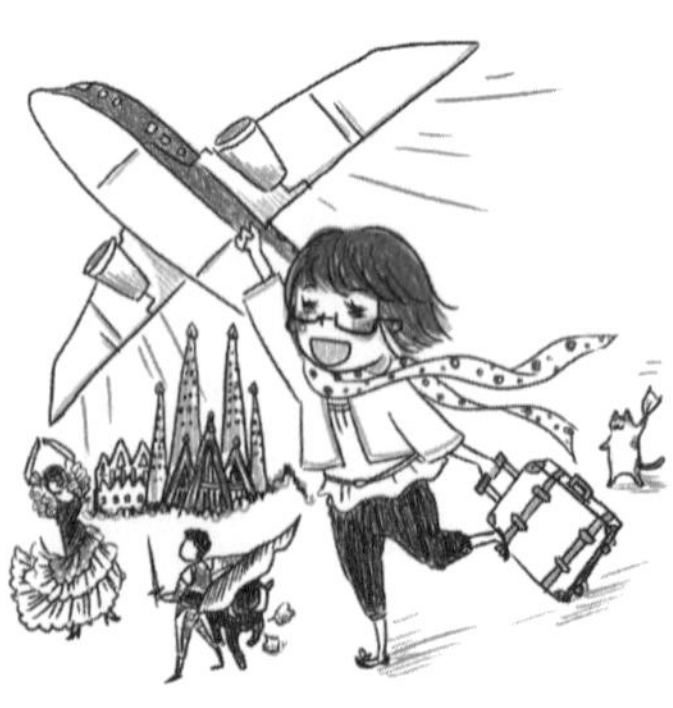

パニック発作

はじめてパニック発作に襲われたのは一五歳、高校一年のとき、自宅でのことでした。

お風呂上がりに、お湯が熱すぎたというのがおそらく直接の原因だったと思うのですが、動悸が始まり、そうこうするうちに頻脈になって、母を呼んだのですがその声が母には届かず、ますます不安が助長されて心臓は早鐘のように打ち続けました。結局、その夜は一晩中頻脈発作が治まることはなく、生きた心地もしないまま朝を迎えたのを覚えています。そのときの恐怖体験はあまりに強烈に潜在意識に入ってしまったのでしょう、そのときから「またあんな発作が起きるのではないか」という予期不安が働くようになり、それから三〇年以上にわたるなが～い間、私はパニック障害患者としていつもドキドキしながら生きてきました。

乗り物が怖い！

お風呂上がりの不安発作はやがて乗り物恐怖へと転じて定着していきました。この世にはどうやら乗り物に乗るのが怖い人たちがいるらしいということは、読者の皆さまはうすうす気がつかれているか、知識としてご存じの方も多いと思います。当時の私はそのような知識ももち合わせていませんでしたが、循環器内科で調べてもらっても心電図等に異常は発見されなかったものですから、「いったいどうしてこんなことになったのだろう」とやるせない思いに駆られたものでした。

この病気のやっかいなところは、あらゆる乗り物が怖いだけにとどまらず、不安発作が起きたときにすぐに病院に運んでもらえない状況に身を置くことが、すべて恐怖につながるということです。私の場合は歯科の治療中等がそうでしたし、エレベーターも「もしもここでエレベーターが止まったら」と考えると乗るたびに毎回恐怖の対象となりました。

乗り物の場合ですと、電車に乗る前からドキドキクラクラで、抗不安剤を飲まないことには最寄り駅から岡山駅までの約一〇分間でさえも怖くてパニック発作が出る始末でした。すぐには停車できない新幹線や高速バスに出張等でやむを得ず乗るときは、もっともっと大変でした。地に足が着いてない船や飛行機等もっての他です！（笑）

このままじゃ、いや！

そんな私ではありましたが、生まれて一度も飛行機に乗ったことがないわけではありませんでした。二〇代に合唱コンクールの全国大会で北海道へ、職員旅行で沖縄と隠岐の島へと、三度だけ経験がありました。沖縄と隠岐の島には、職場の仲間たちと一緒に行きたい気持ちのほうが上回り、北海道には晴れの全国大会出場ですから、これまた行きたい気持ちと合唱メンバーとして行かないわけにもいかず、頑張って乗ったことがあるのです。

しかし、その後はぱったり乗るチャンスがないまま一〇年、二〇年と過ぎるうち、恐怖は二倍三倍、いや一〇倍くらいに膨れあがり、飛行機に乗る自分を思い描いただけでドキドキして気分が悪くなるほどでした。そんな状態でしたので、国内はおろか海外に行くことなどすっかりあきらめてしまっていました。

そんなとき、二度目の大学院に行くことになったのです。

指導教員はコム・デ・ギャルソン（フランス語で「少年のように」）やワイズ（Y's）を着こなす、おしゃれで通っている男性です。そうです！　今後は指導教員のことはギャルソン先生と呼ぶことにしましょう。少年のような冒険心と遊び心をもった先生にはぴったりの名前です。

ここで少しギャルソン先生のことを紹介しておきたいと思います。先生は、本業はもちろん大学教員ですが、ときどきライブもするアーティスト（副業）でもあり、口説き上手なイタリア男性や悪代官の口まねをするコメディアン（趣味）でもあるというおもしろい人です。先生とは大学院に入るずっと前から音楽療法学会の関係でよく話をする機会があり、気心も知れていたし尊敬もしていたので、その先生の元で勉強したいと思い大学院を受験したのでした。

ギャルソン先生の持ち味は「常識はずし」です。世の中の常識を常に疑ってみるというところにあり（研究者なら皆そうかもしれませんが、かなりの過激派です）、それは博士論文の指導でも普段の雑談でも表れていました。また、常日ごろから日本の音楽療法界の実力や実践を嘆き、作業療法のあり方にも鋭い指摘をする人でした。

さて、私のゼミは、ギャルソン先生の方針で先輩たちはこぞって毎年国際学会で発表しているようなところでした。そう、ゼミ生らにとって海外に行くことは特別なことでも何でもなく、日常のちょっと向こう側に行くぐらいの感覚だったと思います。しかし、私にとってはとーんでもなく高いハードルでした。

まだ大学院の一年目のことでした。私が飛行機恐怖症であることを知っていたギャルソン先生が、

「田中さんもなんとか行けるようにならないかなあ。何か方法があるような気がする。考えてみるよ。きっと行けるようになるような気がする」

というのです。そのいい方には、まったく根拠がないにも関わらずなぜか自信のようなものがあふれていました。でも、私にしてみれば、今まで二〇年乗れなかったものが急に

乗れるようになるとは到底思えませんでしたし、海外に行くことなどとっくの昔にあきらめていたことだったのです。

とはいっても、そのように海外が身近に感じられるような環境におかれたせいで、子どものころ憧れだった外国へ行きたいという願望の芽が再び頭をもたげ、少しずつ募っていきました。あるときその思いが閾値を超えたのでしょう、

「このまま外国を見ることもなく一生を終えるのなんて嫌だ！」

という思いに駆られたのです。

ここからです。パニック障害患者の私と精神科作業療法士の私がタイアップして、「飛行機に乗るぞプロジェクト」が開始されることになったのは。

「飛行機に乗るぞプロジェクト」決行

まず手をつけたのは、飛行機恐怖症を克服するため、本やインターネットで情報を集めることでした。その結果、薬物療法はこうした広場恐怖（乗り物恐怖も広場恐怖に含まれます）の第一選択肢で、中でもＳＳＲＩ（選択的セロトニン再取り込み阻害薬）が効果が高いことがわかりました。幸い私の勤務先は精神科です。早速親しくしていた精神科医の

先生に相談し、パキシル®（ＳＳＲＩの一つ。商品名）を処方してもらいました。行動療法が専門のその先生は、とにかく乗り物に乗る機会を避けないことと助言をしてくれました。

次は、実際の治療プログラムの立案です。

長期目標：憧れのヨーロッパに行くことができる。（達成期間三年）

短期目標：安心して高速バスに乗ることができる。（達成期間一カ月）

段階づけは、①高速バス乗車、②近距離フライト、③中距離フライト、④長距離フライトです。まずは岡山から京都まで高速バスで往復するという計画を立てました。これはパキシルの効果もあってか難なくクリア。さあ、次はいよいよ近距離フライトです。

同じ職場のタラちゃんは大の韓国びいきで、日常的なコリア語も話せるかなりの韓国通の人でした。韓国料理や韓流エステの話を聞かせてもらっているうちに、

「ソウルなら岡山空港から一時間半だから、北海道や沖縄と変わらない。薬をいっぱい飲んだら行けるに違いない」

と冗談ながらに思えるようになりました。

「よーし、手始めの近距離フライトはソウルに決定だ！」

ミーハーの私はある韓流スターのファンでもあったので、それもモチベーションアップ

につながりました。そして、意を決してタラちゃんに、

「実は飛行機怖いんだけど……連れてってくれる？」

と打ち明けたところ、快諾！

かくして私は大学院一年目の九月に、二〇年ぶりに飛行機搭乗と相成ったのでありました。飛行機がいざ離陸すると急に後戻りできないという不安に襲われましたが、晴天のまっ青な空をみて気を紛らわしたり、水平飛行に入ると早速配られた食事をとったりしているうちに、すっかり恐怖は消えていました。帰りは楽しかった旅の余韻に酔いしれているうちに、あれよあれよという間に岡山空港到着でした。岡山の灯りを地上にみたときのあの達成感をどう表現したらいいのでしょう。ソウル旅行は大成功だったのです。

この成功体験を次につなげるために、作業療法士の私は、患者の私のために次なる旅行計画を立てました。段階づけとしては中距離フライトということで、翌年は三時間で行けるグァム島に目的地を定めました。このときは、高速バスで三時間かけて岡山から関西国際空港まで行くというセットメニューにしましたが、これも大成功。旅の道連れは今度はたかちゃん先生です。たかちゃん先生は飛行機大好きで海外旅行にも慣れていたので、それも安心材料になったのだと思います。

こうしてプロジェクトは順調なすべり出しをしたのですが、私が本当に行きたかったのはヨーロッパでした。でも、さすがに一〇時間以上もかかるヨーロッパにいきなり行くのは、そこら中の勇気をかき集めても到底無理だと思いました。

そんな折しも、ヨーロッパ音楽療法学会というのが、なんと憧れの国スペインはカディスというアンダルシア地方のリゾート地であるというではありませんか。目の前はモロッコです。

「行きたい！」

純粋にそう思いました。この日のために、ソウル、グァムと練習を重ねてきたのです。ここで頑張って行かないともう一生行けないと自分に言い聞かせ、その勢いで演題を提出しました。もちろんゼミ仲間やギャルソン先生は行く気満々です。

さーて、作業療法士の私としては、ここからがそれこそ腕の見せどころです。今までの精神科作業療法士としての経験と知識と知恵を駆使して、自分のために治療計画を立てました。

不安発作の引き金の一つに心拍の亢進があります。運動した後に心拍が上がるのは自然な生理的反応ですが、私はそのようなちょっとしたことがきっかけで不安が浮上してきたりします。そこで、まずは一五時間のフライトに耐えられるよう基礎体力と持久力をつけて、心拍が亢進するのを予防することにしました。フライト一カ月前からほぼ毎日一時間のスイミングをメニューに取り入れました。リウマチ患者でもありますので、関節負担にも配慮したプログラムです。これは初日より二日目、二日目より三日目と次第に呼吸が楽になり、体力が向上しているのがすぐに実感できました。

次はリラクセーション・スキルの習得です。自律訓練法とヨガの呼吸法を毎日行うようにしました。自律訓練法は自己暗示法の一つで、人がリラックスしているときの身体の状態（四肢の末端の血行がよくなり心臓が落ち着いて打っている等）を自己暗示によってつくり上げ、その結果心身共にリラックスすることを狙ったものです。

並行してイメージ療法も取り入れました。人はイメージした通りになるというのは通説であるばかりか、それが真実であることを患者の私は経験的に知っていました。イメージ療法では漠然としたイメージではなく、より具体的で明確なイメージをもつことが成功への秘訣です。そのためには物語をつくるとイメージが定着しやすいのです。

私が描いた物語はこうです。

「研究者として活躍するキャリアウーマンの順子は海外出張も多く、長距離フライトも日常茶飯事です。旅慣れている順子は空の旅だからといって特別緊張することもなく、いつも通りリラックスしてくつろいでいます」

身近に手本になりそうな人がいたら、その人になったつもりになるというのも効果的な手です。私はたかちゃん先生と自分を重ね合わせてイメージづくりをしました。

続いては楽しい旅行計画の立案です。ホテルは少々値が張っても雰囲気とアメニティを重視して、「泊まってみたいホテル」という基準で選びました。中継地のマドリッドではプラド美術館を訪問し、ベラスケス、ゴヤ、エル・グレコをはじめとする名画の数々をみるというプランも組み込みました。カディスから足を伸ばしてセビリアに行き、スペイン最大とも世界第三位ともいわれる大きさを誇る大聖堂をみることにもしました。旅の大きな楽しみの一つは料理ですから、スペイン料理を味わうことにも抜かりはありません。

むむっ、ギャルソン先生、暴言を吐く

そうこうするうち、カディスの学会から採択通知がきました。「やった〜」といううれしさの反面、もう後には引けないという緊張感……。いろいろ治療計画を立てて一つひとつ実行に移してはきていましたが、それでも長距離フライトへの不安はすっきり消え去るこ

とはありませんでした。なんといっても頭を悩ませたのは、やはり一五時間に及ぶ飛行機での移動時間です。

　この難題に対する私の作戦その一は「眠る」ということでした。なにしろ私の特技はいつでもどこでもすぐ眠ってしまえるところなのですから。しかも、眠るという行為は恐怖から逃れるには最も完璧な方法です。薬物療法を開始してからは乗り物への恐怖心が随分減ったため、飛行機以外の国内の移動はほとんどの時間を眠って過ごしていたという実績（！）がありました。スペインへの移動も、基本はＳＳＲＩと抗不安薬で対処するとしても、それでも不安発作が来そうになったら強力な眠剤を服用して眠ることにしました。

　作戦その二は、タラちゃんやたかちゃん先生のように安心できる人の隣に座るということでした。仕事をしながら大学院に通っていた私は、他のゼミ仲間と接触する時間があまりなかったため、親密で安心できる人といえばただ一人、あのお方しかいませんでした。そこで、ギャルソン先生には事前に隣に座ってもらえるようお願いすることにしました。先生は以前から何とか私を飛行機に乗せたいと思っていましたから、隣に座ることに関しては大変理解を示してくれましたし、おそらく頼まれなくても隣に座ってくれる気でいたようです。

そんな先生が、いよいよスペイン行きが近づいていたある日のこと、何を思ったのか、「心理カウンセラーなんてインチキだ」とのたまうではありませんか。

「おやおや、また始まった」

もうその手の言葉に慣れっこになっていた私は驚きもしません。先生は近代という時代を悪の権化のようにいい、ポスト・モダンでさえもう終焉だといい、世の常識に染まっていた私の考えを、入学以来これでもかこれでもかと否定してきました。いわば否定の達人です。いえ、ご本人は、

「あれは否定ではなく、偏見を一つひとつ補正していったのだ」

とおっしゃっていますが……(笑)。

話を聞くと、先生の説明はおおむね次のようなものでした。

心理学そのものが近世の産物であり、実はとても表層的なものであるにも関わらず、何もかもを心の問題として心理学で説明しようとする「心理学化(psychologisation)」という概念はおもしろい。「心理学化」が広く社会に蔓延しているのは憂慮すべき状況だ。被災地では「心のケア」の必要が叫ばれ、凶悪な事件が起これば必ず心理学者が登場して心の

裏側の闇の部分について解説する。世間ではカウンセリングがすっかり商業化されている。その結果、自分のことを説明するのに、一般人でさえ心理学用語を使うようになった。

「わたしってアダルト・チルドレンなの」

カウンセリングだけで問題が解決できるのか。たとえば、話を聴いてもらっただけであなたが飛行機に乗れるようになると思うか。そんなはずはない。その人が変わらないといけない。カウンセリングでその人が変わるのか。その人の世界観が変わるのか。そうは思えない。僕ならもっと別のやり方を考える。


ギャルソン先生は、世の中のカウンセラー全員を敵に回すような発言をしてしまいましたが、以上のような説明から、カウンセラーという生業は成立しないということを主張したいようでした。この無敵とも言える発言（暴言？）には私も驚きましたが、先生のいわんとすることもまんざら嘘ではなさそうです。

さて、出発を三日後に控えていたときでした。不安を口にする私に向かってギャルソン先生は言いました。

「飛行機が怖いというけど、エッチでもしてればそのうち着いちゃうのにね」

ギャルソン先生は趣味のコメディアンになったつもりなのか、冗談っぽく笑いながらいいました。

「へ……。そうかぁ」

な、なんなんだ、この妙な納得……。何と不謹慎なことをいうのだろうと思ったのですが、やけにすっと腑に落ちるではありませんか。この発想ってなんだかすこぶる楽しそう。そう思った途端、「行けるな」と確信しました。なんということでしょう。その瞬間から不安が泡粒のように消えてしまいました。ギャルソン先生の言葉は、それまでの心理学的アプローチよりも、どんなアドバイスよりも効果的だったのです。恐るべし、ギャルソン……。

飛行機に乗れた!!!

その日はまっ青に晴れ渡った空でした。私の新たな門出を祝福しているかのような。空港に到着してからもまったく不安はないどころか、びくともしないほど余裕があるのを感じていました。今から始まる記念碑的になるに違いない旅のことを考えると、早く飛行機に乗り込みたいくらいです。いよいよ搭乗。フィンランド航空のフライト・アテンダントは、まるでニューヨーク市警の女性警官のように頑強な体型で、にこりともしない人たちでした。私の中のフライト・アテンダントのイメージが崩れ去りましたが、まあそれもどうでもいいことです。

離陸。なんてことありません。へっちゃらちゃらです。むしろこれから始まる旅への期待で興奮気味でした。水平飛行に入ると周囲の乗客たちは、それぞれ映画や雑誌等を観ながらくつろいでいます。隣ではギャルソン先生が、力の抜けた顔をして早速映画を観はじめていました。私を気遣う素振りさえありません。

退屈だったので私も映画を観はじめましたが、案の定すぐにうとうとしてきました。それからずっと眠ってしまったようです。次に起こされたのは食事のときでした。食後はまた眠くなり再び夢の中へ。そんなことを繰り返しているうちに、乗り継ぎのヘルシンキ空港へ到着。さらにマドリッドへもひとっ飛びで着いてしまいました。

帰路もこんな調子で、寝ては食べ、食べては寝ているうちに日本まで帰っていました。あれほど怖かった長距離フライトは、あっけないほど簡単に成功裡に終えることができたのです。おめでとう！

乗れた理由《わけ》を考える

おもしろいものだと思いました。ギャルソン先生がやったことは心理療法でもなく、はたまた私の知っている作業療法でもない。

「一体ギャルソン先生は何をやらかしたのだろうか？」

それについてじっくり考えてみる価値はありそうです。

とりあえず、まずはギャルソン発言以外で飛行機に乗れたことに関与していると思われる一つひとつについて、検証してみることにしましょう。

・理由その一：パキシルの効果

これは確かにあったと実感しています。心理療法等のように面倒な手続きや言語化や自分の努力等は不要で、ずっと手っ取り早く確実性があるように思えます。何しろ脳内物質に直接作用するのですから。

・理由その二：乗り物に乗るという行動療法

暴露療法の手段を用いて実際に乗って慣れていくという実践的な練習は、とても有効だったと思います。

・理由その三：それまでの海外旅行で得た自信

確かにこれもありました。積み上げてきた成功体験があったからこそ、今回の大きなチャレンジの成功につながったと考えるのはごく自然です。

・理由その四：自分で考えた治療プログラム

体力強化、リラクセーション訓練、イメージ療法……。どれも私の弱点に対処するものでしたが、特にスイミングによる体力強化は直接的間接的に有効であったように思います。

・理由その五：眠ることによる回避

恐怖から逃れるには完璧な方法でした。何しろ意識消失状態になるのですから。

・理由その六：ギャルソン先生の存在

安心できる人の存在は重要です。確かにギャルソン先生はいつでもだらっと肩の力が抜けていて、私みたいに緊張しやすいタイプとは真反対です。そののほほんとした無重力っぽいところは、確かに安心できる雰囲気を醸し出しています。安心と安全は人間の根源的欲求ですから、この安心を感じられるというのは重要な要素でしょう。

以上の検証から、どれも大なり小なり有効であったことには間違いありません。しかし、決定打ではありませんでした。やはりあのギャルソン先生の言葉がなんといっても強烈だったのです。六つの理由とギャルソン発言とは何かが違いました。その違いがどこにあるのか、ギャルソン発言の何がよかったのか。答えはなかなか見つかりませんでした。でも、やっと私はそれを見いだしたような気がします。

六つの理由はすべて、誰もが思いつきそうな教科書的であたり前のことばかりでした。そこからみえてきたのは、六つの理由は私のオリジナルの説明ではなく、公認(authorize)された説明モデルを適用しているだけだったということです。別のいい方をすれば、私が説明しているのではなく、公認されたストーリーを援用して「説明モデルが説明していた」ということができるでしょう。

もう少し踏み込んでみましょう。

フライト前の爆弾発言の内容をたどっていくと、一つのコンテクストが浮かび上がってきました。それは第八章で触れた「快楽」、すなわち「エクスタシー」ということです。公認された説明モデルよりも快楽のほうが人間にとっては本質的なことです。エクスタシーの原義は「正気を失わせること」ですから、飛行機に乗せるためには何かに没頭する状態をつくり、乱れることこそ必要だったのかもしれない、という結論にたどり着いたのです。このエクスタシー論というのは今までの医療モデルにはなかったものです。

飛行機に乗れた理由《わけ》――。あれこれ書いてきましたが、本当のところは誰にもわからないのかもしれません。その理由が棲むという謎に包まれたその地には、長い歴史の上に成り立っている医療でさえ足を踏み込んだことがありませんでした。けれど、公認された説明モデルとは一線を画した「快楽」いう名の進入路は、私たちをその未踏の地に導いてくれる可能性を示してくれました。そして、その未踏の地には、私たちの誰もがまだ気づいていないパワースポットがあるのかもしれません。

私はこの発見に目を見張らざるを得ませんでした。しかも、ギャルソン先生という、医療とはまったく畑の違う部外者（失礼！）が結果的に治療を成功させたということは、何かしら多くのことを物語ってくれているように思えてなりません。

ギャルソン先生が気づかせてくれたこと

●「快楽」という名のアプローチ

「エッチでもしてればそのうち着いちゃうのにね」

という言葉が、「飛行機に乗るぞプロジェクト」を成功に導いた影の立役者であったことはどうやら間違いなさそうです。ではなぜこのちょっとした言葉の想起する快楽がそれほどまでに効果を上げたのでしょうか。

これまでの医療（特に医学モデル）は、症状の出現を秩序（order）が乱れた状態と理解し、秩序をその人の中に取り戻すことばかりを考えてきたように思います。これに対して、いわゆるエクスタシー論は、いかに秩序から外し乱すかを最重要課題ととらえているということではないでしょうか。こうして秩序志向とエクスタシー志向は真っ向から対立します。

ギャルソン先生は言います。

「博論を書く過程で僕はあなたの考えを一つひとつ否定していった。僕の考えとあなたの考えは違って摩擦があったから。考え方が違ったからぶつかった。けれどぶつかっていくうちに、あなたが変わっていった」

論文指導でギャルソン先生と対話を交わしているうちに、確かに私の世界観は変わっていったようです。その過程で「脱・田中順子」に挑戦したりもしました。そのようなことを思いつくこと自体が、すでに変化の始まりだったといえます。「脱・田中順子」とは、私にまとわりついていた秩序を乱すこと、すなわちエクスタシーだったのだと今になって思い至ります。お酒を飲んだりセックスをしたりするのも、自分の外に出て解放されるためではないでしょうか。エクスタシーが必要だから本質的に人間はそれを希求するのでしょう。

臨床の現場でも、ギャルソン先生が気づかせてくれたことはとても役に立ちそうです。パワースポットにたどりつくためには乱れスイッチを探すこと。これが作業療法士である私の仕事なのかもしれないと思うようになりました。

たとえば、私が現在取り組んでいるソング・ライティングや即興演奏では、こちらの予想を遙かに超えて参加者が生き生きとし、達成感を味わって自分の音楽に酔いしれていきます。この経験からも、芸術活動には乱れスイッチが潜在することがわかります。その人に合う様態で芸術活動を提供できれば、自分を解放して自分の意識の外に身を置く（ec-stansy）ことを可能にするのではないでしょうか。そういった意味で、芸術の存在意義は非常に深いと思います。

ただし、芸術は、中でも現代アートというものは一歩間違えば反社会的な逸脱行動にもなり得る危険性が常に付きまといます。臨床的に意味のあることは、エクスタシーという禁断の甘い罠の形相を帯びているがゆえに、その使い方は十分吟味されないと保守的で秩序を重んじる医療の世界から誤解を生み、批判の対象になる可能性も高いと思います。それゆえに、肝心要のことは論文等で公表できないという問題も生じてきます。今後はこういうことにも開かれた医療界になってほしいと思いますが……。

この本でその危険領域に踏み込んだことは、医療の世界の常識からみたら掟破りの謀反者とされてしまうかもしれません（苦笑）。ここに医療者としてのジレンマを感じる今日このごろでもあるわけです。

●「逸脱」という名のアプローチ

さて、今度はこれまた私がまったく気づいていなかった、もう一つの罠について綴ってみたいと思います。

ギャルソン先生は、いわばこの道の素人だというのは前述した通りです。医療文化の息が掛かっていない人ともいえます。しかしただの素人ではありません。いつも世の中の常識や通説に疑いの目を光らせていて、いつ暴れ出すかわからない自由奔放な少年（ギャルソン）です。このような少年を前にすると、秩序と礼節を重んじる医療職である私たちはひとたまりもありません。なにしろ少年には共同体のルールなど通用しないのですから。

しかし、時にはギャルソン先生の目線のように、今立っているところからわざと道を外してみることで、今までみえなかった別の側面がみえてくることがあるのではないでしょうか。結局のところ、どうやら「逸脱」に意味がありそうです。しかし、逸脱は簡単なことではありません。昔から「道を踏み外す」というのは悪い表現として使われており、逸脱も同じように内部からも外部からも理解されにくい一面をもっているからです。

どこの世界でもそうですが、医療界には医療界の独自の文化があり、秩序、協調性、勤勉、誠実等が、ことのほか尊ばれたり求められたりする傾向にあると思います。どっぷりとローカルな文化の中だけで生きていると、外部の人にはみえても、その渦中にいたのではみえないものがどうしても出てきます。そこにはうっかりすると足下をすくわれかねない罠が隠されているように思います。

その罠の一つに、公認された、または権威あるナラティヴに、無意識に吸引され支配されてしまうことがあると思うのです。それらは権威があり正論であるがゆえに拠り所となり、そこにしがみついているかぎり安泰です。やっかいなことにこの罠は、ベテランは勉強をすればしただけその知識ゆえにはまりやすく、新人は新人で文献や先輩の言葉を鵜呑みにする傾向が大ですから、これまたはまりやすいという危険な特性をもっています。

私たち医療職は、その身もちの堅さから、ややもすれば「逸脱」を恐れ保守的な立場を取りやすいように思いますが、それではやがて社会の潮流から取り残されてしまいます。ポスト・モダンをはじめとする多様な新しい考えに、一部の人たちだけでなく一人ひとりが関心をもち、医療界全体が柔軟に変わっていかないといけない時代にきているように思います。

かくいう私も、この本の中で既成の心理学用語を多用したりして、公認されたナラティヴに影響を受けている人間の一人です。影響を受けることはある意味避けられないことでしょう。ただし、支配的なナラティヴを鵜呑みにすることのないように、自分の原感覚とでもいうべき感覚をしっかり研ぎ澄ませて、社会全体を見回し、世の中の動向を察知する知力をもたなければいけないなぁと考えるようになりました。

少年はいつも社会に向かって抵抗します。私たち医療人も公認されたナラティヴに向かって抵抗しようではありませんか。ロジャーズやフロイト等の権威的な声に自分を同化させるのではなく、あえて逸脱して、借り物ではない自分のナラティヴを語ろうではありませんか。

語りを終えるにあたって

最後に、患者の私から医療者の私に特にいいたかったことは何だったのかについて振り返ってみたいと思います。医療者の私にいいたいことは、医療者全体にお願いしたいことでもあります。

一つ目は、患者の情緒的苦悩に対して手を差し伸べてほしいということです。これは少なくともまだ医療の問題としては未解決の課題ではないでしょうか？

ここで、私が体験したあるエピソードをご紹介したいと思います。

まだ私が崖っぷちにいたころの話です。セカンド・オピニオンを希望して、主治医の大先輩にあたる名医の誉れ高い老医師を受診したときのことでした。その老医師は優しい笑顔で迎えてくれ、問診と指の一つひとつの関節に至るまでていねいに診た後、現在の状態像をわかりやすく説明してくれました。その説明内容も治療方針も主治医と同じものでしたが、決定的に違うことがありました。それは、一通り診察した後、

「つらい痛い思いを何年もしたんですねぇ」

とねぎらってくれたことでした。思いもかけない言葉に、熱いものが込み上げてきました。このようなねぎらいの言葉は誰からもいわれたことがなかったのです。それからさらに診察室を出るときには、

「大丈夫。暗～い顔していたら病気によくないから、楽しいこと考えて笑顔でいきましょうよ。大丈夫、大丈夫」

と勇気づけて送り出してくれたのです。これこそ私が主治医に望んでいた態度でした。

二つ目は、当事者感覚を育ててほしいということです。これはあたかも自分が患者になって追体験するような感覚です。当事者感覚を磨くには、実際にその患者になったつもりで表情や話し方や姿勢をまねしてみると効果的だと思います。そうすることで惹起される感情や身体反応があるはずです。また、当事者の手記をたくさん読むことは、当事者感覚を身につける必須項目としてお勧めします。

三つ目は、自分の存在を肯定してほしいということです。"I'm OK"です。これは何かにつけ、これでいいんだよと自分に言い聞かせることで養われていきます。人は死ぬまで成長し続けますが、一方でどこまでも未熟なものです。ですから、行動面だけから自分をみ

るとまだまだだと感じたり、情けないと感じるかもしれません。そして知らず知らずのうちに自分への優しい声かけ（慰め、いたわり等）を忘れて叱咤激励ばかりをしていた、ということにもなりかねません。自分いじめです。けれど、障害や病によって生産的なことができなくなったり役割がもてなくなった患者は、もっと自分について情けない悔しい思いをしています。"I'm OK"がぐらついています。だからこそ、医療者は自分の存在をすっぽり丸ごと愛おしんでほしいのです。それは必ず患者にも伝染していくことでしょうから。

本当をいえば、病院こそが弱さと弱さが共棲し、認め合う場所であるべきなのだと思います。ですから、もしもたとえ"I'm OK"と思えなくても、そんな自分を決して責めないでほしいのです。人はそこにいるだけでgood enoughな存在なのですから。"You are very important person."そう全員が生まれながらにしてVIPなのですから。

四つ目は、「障害受容」という言葉には、忘れずに取扱注意というラベルを貼っておいてほしいということです。患者（もしくは障害のある方）の中には、この言葉に対して過敏に反応する方や、使われること自体を不快と感じておられる方や、受容ができているかいないかなどで評価されたくないという方もいるということを、ぜひとも心に留めていただきたいのです。そして、障害学など他領域の人々とも交流し、その方々の意見に耳を傾け、大いに議論を深めていってほしいと思います。

五つ目は、さしあたりここまで読んだらお茶でも淹れてほっとしてくださいということですね。最後までお読みくださりありがとうございました。

あとがき

今年のまだ春浅いある日のこと、一枚のはがきが舞い込みました。

〝ローズマリー〟のかおりさんからです。ローズマリーはリウマチの治療のために二週間お世話になった病院のすぐ近くにあるカフェです。かわいらしい洋館の建物と、数々のハーブやバラや草花たちが気持ちよさそうに咲き乱れる庭は、まさに「童話の世界から抜け出たような」という表現がぴったりの空間。つるバラのアーチをくぐり抜けて建物の中へ一歩踏み込むと、アンティーク家具や手づくりの人形たちや象眼の施された年代物のオルゴールたちが出迎えてくれます。そして、カウンターの奥から優しいかおりさんの笑顔が……。

私はかおりさんの笑顔と魅力的な人柄に惹かれて、時間を見つけてはたびたびローズマリーに足を運びました。かおりさんが淹れてくれる香り高いカプチーノを飲みながら、人生の大先輩であるかおりさんとおしゃべりに興じるひとときは、それまでの人生で体験したことのないような至福の世界そのものでした。

ローズマリーには一台のピアノが置いてありました。

「弾いてもいいですか？」

「ええ、もちろん」

すでに動きにくくなっていた指で、ベートーヴェンの『月光ソナタ』の第一楽章を弾かせてもらいました。かおりさんは傍らにたたずんで、静かにほほえみながら聴き入ってくれています。

「きっと、よくなりますよ」

最後に訪れた日、かおりさんは優しい笑顔を見せながら私を送り出してくれました。

しばらくして、かおりさんからの手紙が送られてきました。中には、手紙とともに私の誕生石のガーネットを使ったかおりさん手づくりのイヤリングが入れられていました。


あの美しい思い出の日から、もう何年が過ぎたでしょう。そのかおりさんからのはがきです。はがきの裏にはローズマリーのかすみ草とスズランの写真が貼られていて、表には次のように書かれていました。

「七〇歳を機にピアノを習いはじめました。毎日二時間練習。めっちゃ楽しいです。昨年の発表会では、ショパンのノクターン遺作をガンバッテみました。順子さんの『月光』が忘れられません。元気でいてね～」

かつて涙にくれながら弾いた『月光』。私にとって忘れられないその曲を、かおりさんが覚えていてくれたとは……。そのうえ、幻の曲となってしまったショパンのノクターンをかおりさんが弾いてくれたとは……。こんな秘話は何も知らないかおりさんなのに、なんという偶然でしょう。

私はこのとき悟りました。私にはもう無理でも、引き継いで弾いてくれる人がいるのだということを。大げさと笑われそうですが、私の命は終わるのではないということを証明してもらったような気がしました。

この本もピアノと同じかもしれません。私の手元を離れてどこに行くのか知りませんが、どこかで誰かがこの本を手に取ってくれ、語りから何かを感じ取ってくれ、今度はその人の言葉で語り始めてくれるならば、著者としてこれほどの幸いはありません。

最後になりましたが、ここまで読んでくださいましてありがとうございました。また、私の拙い文章を世に出すチャンスを与えてくださった三輪書店の青山智さんに、心からの感謝を申し上げたいと思います。実際の編集作業にあたっては高野裕紀さん、森山亮さんが大変な労を執ってくださいました。お二人は『作業療法ジャーナル』の編集という重要なお仕事のかたわら、多大な時間をこの本のために割いてくださいました。はじめて本を執筆する私に、いつも的確な助言とポジティヴ・フィードバックで支えてくださったことと合わせて、お礼を申し上げたいと思います。センス光る装丁と私が伝えたい雰囲気を見事に本文中のイラストで表現してくださった岩藤百香さん、おかげでこのように素敵な本ができあがりました。ありがとうございました。

田中　順子

二〇一三年　桜舞う四月に

文献

まえがき

（1）野口裕二：物語としてのケア―ナラティヴ・アプローチの世界へ．医学書院、三八頁、二〇〇二
（2）フランク AW（著）、井上哲彰（訳）：からだの知恵に聴く―人間尊重の医療を求めて．日本教文社、五五頁、一九九六
（3）アトキンソン R（著）、塚田 守（訳）：私たちの中にある物語―人生のストーリーを書く意義と方法．ミネルヴァ書房、二三頁、二〇〇六
（4）グッド BJ（著）、江口重幸、他（訳）：医療・合理性・経験―バイロン・グッドの医療人類学講義．誠信書房、二八九頁、二〇〇一
（5）同書 二九〇頁
（6）野口裕二：物語としてのケア―ナラティヴ・アプローチの世界へ．医学書院、二〇頁、二〇〇二
（7）森岡正芳：語りを生む力．能知正博（編）：〈語り〉と出会う―質的研究の新たな展開に向けて．ミネルヴァ書房、一七〇頁、二〇〇六

第二章

（1）Bailey D：Explanation & Thanks. in Carpal Tunnel（CD）. TZADIK, 2005

第四章

（1）グッド BJ（著）、江口重幸、他（訳）：医療・合理性・経験―バイロン・グッドの医療人類学講義．誠信書房、二三五頁、二〇〇一
（2）White M：Narrtive Therapy.（http://www.massey.ac.nz/~alock/virtual/white.htm）（二〇一〇年十一月四日参照）
（3）クラインマン A（著）、江口重幸、他（訳）：病いの語り―慢性の病いをめぐる臨床人類学．誠信書房、三

〇四頁、一九九六
（4）同書　一五七-一七九頁
（5）同書　一五八頁
（6）Lerner N, et al : Introduction : Theorizing disability in music. in Lerner N, et al (eds) : Sounding Off : Theorizing Disability in Music. Taylor & Francis Group, pp1-10, 2006
（7）Lerner N : The horrors of one-handed pianism : Music and disability in the beast with five fingers. in Lerner N, et al (eds) : Sounding Off : Theorizing Disability in Music. Taylor & Francis Group, pp75-89, 2006
（8）フランク AW（著）、鈴木智之（訳）：傷ついた物語の語り手―身体・病い・倫理．ゆみる出版、一六八頁、二九六頁、二〇〇二
（9）フロイト S（著）、井村恒郎、他（訳）：フロイト著作集 六　自我論・不安本能論．人文書院、一九七〇
（10）クラインマン A（著）、江口重幸、他（訳）：病いの語り―慢性の病いをめぐる臨床人類学．誠信書房、一九九六
（11）マーフィー RF（著）、辻 信一（訳）：ボディ・サイレント．平凡社、三六八-三七三頁、二〇〇六
（12）トラベルビー J（著）、長谷川 浩、他（訳）：人間対人間の看護．医学書院、一九七四
（13）フランク AW（著）、井上哲彰（訳）：からだの知恵に聴く―人間尊重の医療を求めて．日本教文社、二一頁、一九九六

第五章

（1）平山正実：第三章 医療における人間像．中川米造（編）：講座 人間と医療を考える 第一巻 哲学と医療．弘文堂、五六-八二頁、一九九二
（2）佐藤純一：第五章 医療原論構築のためのメモ―近代医療のイデオロギーをめぐって．中川米造（編）：講座 人間と医療を考える 第一巻 哲学と医療．弘文堂、一〇九-一三七頁、一九九二
（3）勝又正直：はじめての看護理論 第2版．医学書院、三頁、二一四-二一六頁、二〇〇五

第六章

（1）Parsons T：The sick role and the role of the physician reconsidered. Milbank Mem Fund Q Health Soc 53：257-278, 1975
（2）フランク AW（著）、井上哲彰（訳）：からだの知恵に聴く—人間尊重の医療を求めて．日本教文社、一七六頁、一九九六
（3）同書 一八二頁
（4）同書 一七二頁
（5）同書 一四六頁
（6）マーフィー RF（著）、辻 信一（訳）：ボディ・サイレント．平凡社、二〇二頁、二〇〇六
（7）同書 二〇四頁

第七章

（1）南雲直二：障害受容—意味論からの問い．荘道社、一九九八
（2）南雲直二：社会受容—障害受容の本質．荘道社、二〇〇二
（3）田島明子：障害受容—リハビリテーションにおける使用法．〈分配と支援の未来〉刊行委員会、二〇〇六
（4）田島明子：障害受容再考—「障害受容」から「障害との自由」へ．三輪書店、二〇〇九
（5）松野俊夫、他：10章 病者・障害者の心理的理解．長田久雄（編）：臨床心理学30章．日本文化科学社、九六-一〇二頁、二〇〇六
（6）本田哲三、他：障害の「受容過程」について．総合リハ 二〇：一九五-二〇〇頁、一九九二
（7）Grayson M：Concept of "acceptance" in physical rehabilitation. J Amer med Assoc 145：893-896, 1951
（8）Dembo T, et al：Adjustment to misfortune：A problem of social-psychological rehabilitation. Artif Limbs 3：4-62, 1956
（9）Wright BA：Physical Disability：A Psychosocial Approach. Harper & Row, 1960
（10）南雲直二：社会受容—障害受容の本質．荘道社、五九頁、二〇〇二

(11) キューブラー・ロス E（著）、川口正吉（訳）：死ぬ瞬間—死にゆく人々との対話．読売新聞社、一九七一
(12) 上田 敏：障害の受容—その本質と諸段階について．総合リハ 八：五一五-五二一頁、一九八〇
(13) 渡辺久子：障害児と家族過程—悲哀の仕事とライフサイクル．加藤正明（編）：講座家族精神医学 三 ライフサイクルと家族の病理．弘文堂、一九八二
(14) 中田洋二郎：子どもの障害をどう受容するか—家族支援と援助者の役割．大月書店、二〇〇二
(15) Rohe DE：Psychological aspect of rehabilitation. in DeLisa JA (ed)：Rehabilitation Medicine：Principles and Practice. Lippincott Williams and Wilkins, pp131-150, 1988
(16) Trieschmann RB：The psychosocial adjustment to spinal cord injury. in Bloch RF, et al (eds)：Management of spinal cord injuries. Williams & Wilkins, pp302-319, 1986
(17) 杉野昭博：障害学—理論形成と射程．東京大学出版会、一三八-一三九頁、二〇〇七
(18) 星加良司：障害とは何か—ディスアビリティの社会理論に向けて．生活書院、三六-七〇頁、二〇〇七
(19) 杉野昭博：障害学—理論形成と射程．東京大学出版会、五-一一頁、二〇〇七
(20) 同書 二一九頁
(21) 星加良司：障害とは何か—ディスアビリティの社会理論に向けて．生活書院、二〇〇七
(22) 杉野昭博：障害学—理論形成と射程．東京大学出版会、二〇〇七
(23) 田島明子：障害受容—リハビリテーションにおける使用法．〈分配と支援の未来〉刊行委員会、九二頁、二〇〇六
(24) 田島明子：障害受容再考—「障害受容」から「障害との自由」へ．三輪書店、二〇〇九
(25) 井上祥治：第二章 セルフ・エスティームの測定法とその応用．遠藤辰雄、他（編）：セルフ・エスティームの心理学—自己価値の探求．ナカニシヤ出版、二六-二七頁、一九九二
(26) 遠藤由美：個性化された評価基準からの自尊感情再考．遠藤辰雄、他（編）：セルフ・エスティームの心理学—自己価値の探求．ナカニシヤ出版、五七-七〇頁、一九九二
(27) ＮＰＯ法人おひさまクラブ：障害受容について—自閉症の子を持つ親の立場から—．（http://homepage3.nifty.com/ohisama/shogaijuyo.html）（二〇一〇年一一月二五日参照）

(28) 障害受容に関する一私見〜「受容」ではなく「共存」を〜．(http://homepage3.nifty.com/seizetheday/y-chan/butsu/butsu-zyuyou.htm)（二〇一〇年一一月二五日参照）
(29) 荒井裕樹：自己表現の障害学―〈臨生〉する表現活動．倉本智明（編）：手招くフリーク―文化と表現の障害学．生活書院、一八九-二二〇頁、二〇一〇

第八章

(1) 中山公男：ルノワール（ヴィヴァン25人の画家）．第九巻、新装版．講談社、一九九五
(2) 黒江光彦：ルノワール．新潮社、一九八八
(3) ゴーントＷ（著）、深谷克典（訳）：ルノワール．西村書店、一九九七
(4) ルノワールＪ（著）、粟津則雄（訳）：わが父ルノワール．みすず書房、一九六四
(5) 黒江光彦：ルノワール．新潮社、七四頁、一九八八
(6) シュミット村木眞寿美：左手のピアニスト―ゲザ・ズィチから舘野泉へ．河出書房新社、二〇〇八
(7) Oron A: Géza Zichy (Composer, Arranger). Biographies of Poets & Composers. Bach Contatas Website. (http://www.bach-cantatas.com/Lib/Zichy-Geza.htm)
(8) 小林聡幸：アラン・ペッテション―リウマチ者の音楽．臨床精神医学 三〇(増刊)：二〇八-二一二頁、二〇〇一
(9) Jacobsson S: Allan Pettersson Symphony No.8 & 10. (liner notes). Grammofon AB BIS, 1998
(10) イヴァンシキンＡ（著）、秋元里予（訳）：シュニトケとの対話．春秋社、二〇〇二
(11) 小林聡幸：シンフォニア・パトグラフィカ―現代音楽の病跡学．書肆心水、二〇七-二三七頁、二〇〇八
(12) Alfred Schnittke. G. Schirmer Inc. (http: //www. schirmer. com/default. aspx? TabId=2419&State_2872=2&ComposerId_2872=1389)
(13) Derek B: explanation & thanks. In Carpal Tunnel (CD). TZADIK, 2005
(14) 舘野泉：人間ドキュメント 人生はチャレンジだ（テレビ放送）．ＮＨＫ、二〇〇七
(15) 舘野泉：ひまわりの海．求龍堂、二〇〇四

(16) 奥千絵子：多発性筋炎 乳癌 そして皮膚筋炎．（手記）
(17) 奥千絵子：北九州市皮膚科医会創立50周年記念式典講演．（講演記録）
(18) 大江健三郎、他：恢復する家族．講談社、一九九五
(19) 大江健三郎、他：ＮＨＫスペシャル 響き合う父と子（テレビ放送）．ＮＨＫ、一九九四
(20) 上田 敏：障害の受容—その本質と諸段階について．総合リハ 八：五一五-五二二頁、一九八〇
(21) デュ・プレ H、他（著）、高月園子（訳）：風のジャクリーヌ～ある真実の物語．ショパン、一九九九
(22) 黒田康夫、他：多発性硬化症．水野美邦（編）：神経内科 quick reference：新しい神経学の進歩をふまえた診療の実際：診察から治療まで．文光堂、四二五-四三二頁、一九九一

第九章

(1) 高島直之：ハイ・アート．美術出版社美術手帖編集部（編）：現代芸術事典．美術出版社、九四頁、一九九三
(2) トルストイ LN（著）、中村 融（訳）：芸術とはなにか．角川書店、一九五二
(3) Danto AC：Beyond the Brillo Box：The Visual Arts in Post-Historical Perspective. University of California Press, 1992
(4) 鎌倉矩子：作業療法の世界—作業療法を知りたい・考えたい人のために．三輪書店、二〇〇一
(5) Quiroga V：Occupational Therapy：The First 30 years—1900-1930. American Occupational Therapy Association, 1995
(6) Licht S：The founding and founders of the American Occupational Therapy Association. Am J Occup Ther 21：269-277, 1967
(7) Levine RE：The influence of the Arts-and-Crafts Movement on the professional status of occupational therapy. Am J Occup Ther 41：248-254, 1987
(8) モリス W（著）、中橋一夫（訳）：民衆の芸術．岩波書店、一九五三
(9) 藤田治彦：ウィリアム・モリス—近代デザインの原点．鹿島出版会、一二二頁、一九九六

(10) 宮川 淳：反芸術．美術出版社美術手帖編集部（編）：現代芸術事典．美術出版社、一〇二頁、一九九三
(11) 小出由紀子、他：ヘンリーが生んだ小宇宙、その記録…そしてアウトサイダー・アートの魅力．美術手帖 五九：七三-八二頁、二〇〇七
(12) 大瀧 誠、他：Henry Dargerの生涯における絵画活動の意味．神戸学院総合リハビリテーション研究 三：二一-二七頁、二〇〇八
(13) 原田 光：ハイレッド・センダー．美術出版社美術手帖編集部（編）：現代芸術事典．美術出版社、九四頁、一九九三
(14) ジョン・ケージ公式Webサイト：(http://johncage.org)（二〇一〇年二月一五日参照）
(15) DeNora T：Music in Everyday Life. Cambridge University Press, 2000
(16) 菅原昭一：病院作業療法におけるリアルオキュペーションの視点と実際―長期入院患者への実践から．OTジャーナル 三六：一〇七-一一三頁、二〇〇二
(17) 大橋秀行：精神科作業療法におけるリアルオキュペーションの視点．OTジャーナル 三六：一〇一-一〇六頁、二〇〇二
(18) エイブル・アート・ジャパン（編）：〝癒し〟としての自己表現―精神病院での芸術活動、安彦講平と表現者たちの34年の軌跡．エイブル・アート・ジャパン、二〇〇一
(19) Robert A：Automatic Writing (CD). Lovely Music, LCD1002, 1996
(20) Steingo G：Robert Ashley and the Tourettic Voice. The Review of Disability Studies：An International Journal 4：30-32, 2008
(21) 劇団態変公式Webサイト：(http://www.asahi-net.or.jp/~tj2m-snjy/jtop.htm)（二〇一〇年二月二〇日参照）
(22) 音遊びの会ホームページ：(http://otoasobi.main.jp)（二〇一三年三月一四日参照）
(23) 藤 浩志：地域を変えるソフトパワー―アートプロジェクトがつなぐ人の知恵、まちの経験．青幻舎、二〇一二

【プロフィール】

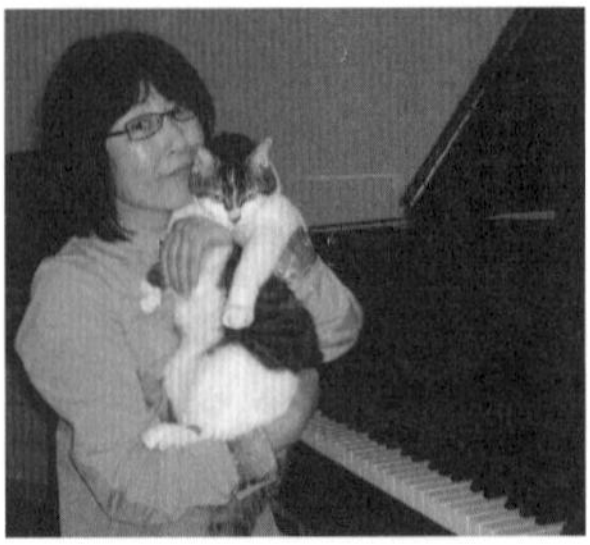

田中　順子（たなか　じゅんこ）

作業療法士。膠原病患者。

岡山県高梁市に生まれる。5歳よりピアノを、15歳より声楽を習う。音楽科を卒業後約10年間音楽講師として働くかたわら、毎年ピアノと声楽のステージに立つ。1994年、川崎リハビリテーション学院作業療法学部（現、専門学校 川崎リハビリテーション学院作業療法学科）卒業。1994～1997年、作業療法士として精神科病院で働く。1997年、明星大学人文学部心理・教育学科教育学専修コース卒業。1999年に膠原病を発症。2002年、明星大学大学院人文学研究科教育学専攻博士前期課程修了。2011年、神戸大学大学院人間発達環境学研究科博士課程後期課程人間表現専攻修了。川崎医療福祉大学医療技術学部リハビリテーション学科助手、同講師を経て、2012年より准教授、現在に至る。

川崎医科大学附属病院リハビリテーションセンターで作業療法士を併任。専門分野は精神障害領域の作業療法（音楽活動を含む）。若いころの趣味は料理だったが、乗り物恐怖が治ってからは海外旅行。老後の趣味としてジャズ・ヴォーカルを習うことを目論み中。

連絡先：jtanaka@mw.kawasaki-m.ac.jp

患者と治療者の間《はざま》で―“意味のある作業”の喪失を体験して

発　行　2013年7月5日　第1版第1刷©

著　者　田中順子

発行者　青山　智

発行所　株式会社 三輪書店

〒113-0033　東京都文京区本郷6-17-9　本郷綱ビル

☎03-3816-7796　FAX03-3816-7756

http://www.miwapubl.com

イラスト・表紙デザイン　岩藤百香

印刷所　三報社印刷 株式会社

ISBN978-4-89590-444-5 C3047